인체 면역학 교과서

· 일러스트 | 이시야마 료코, 기타하라 이사오, 데라다이라 교코, 바벳, 무라카미 아야, 무라카미 이쿠

· 디자인 | 사사키 요코(가라노키디자인 제작실), 바벳

· 집필협력 | 고지마 교이치

· 편집협력 | 게이쥬샤 그룹

인체 면역학 교과서

THE HUMAN
IMMUNITY
SYSTEM BOOK

내 몸의 면역력을
높이고 싶을 때 찾아보는
인체 면역 의학 도감

스즈키 류지 지음

김홍배 한국어판 감수 | **장은정** 옮김

보누스

20세기 후반부터 면역학은 분자생물학의 발전과 함께 비약적인 진보를 이루었다. '면역'이라는 복잡한 방어 시스템에 관한 많은 수수께끼가 풀리며 그 전모가 밝혀졌다. 그와 더불어 면역이 병원체로부터 생체를 지키는 긍정적인 역할을 하지만, 시스템이 폭주하면 자신의 몸을 공격하는 역설적인 작용을 한다는 사실이 밝혀졌다.

이제 면역학은 의학의 기초 연구 분야는 물론이고 질환을 상대하는 임상 의료 현장에서도 필수 학문이다.

면역은 인플루엔자처럼 우리에게 친숙한 감염증에서 알레르기, 자가 면역 질환, 암, 장기 이식에 이르기까지 다채로운 의료 분야에 관여하고 있다.

이 책은 복잡하고 교묘한 면역의 원리를, 컬러 일러스트와 그림을 사용하여 가능한 한 알기 쉽게 설명하고 있다. 면역학의 기본을 확실하게 정리했고, 최신 자료도 활용하였으며, 의료에 응용할 수 있는 부분까지 폭넓게 다루었다. 면역학을 처음 공부하는 분들도 이해하기 쉬우리라 생각한다.

의학을 전공하려는 분, 다양한 분야의 의료 종사자, 의료에 관심이 있는 일반인을 비롯한 많은 분이 이 책을 통해 면역학에 더 흥미와 관심을 갖게 된다면 저자로서 더없이 기쁘겠다.

스즈키 류지

제3장 면역 체계의 보조 인자

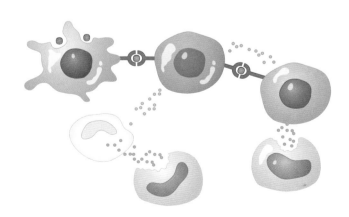

제4장 감염증과 알레르기

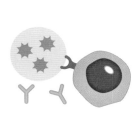

제5장 자가 면역 질환

제6장 이식 면역·암과 면역

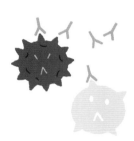

이 책의 활용법

1
전문 용어와 익숙하지 않은 어구 등에
대한 해설을 첨부했다.

2
면역학의 전문 지식을 컬러 도해를
곁들여 알기 쉽게 설명했다.

큰 포식세포의 작용

강력한 탐식 작용을 하는 '환경 미화원'

골수의 조혈모세포에서 분화·성숙한 단핵구가 혈액 속에 공급되어 조
직으로 이행한 뒤에 큰 포식세포가 된다. 혈액 속에서 단핵구의 반감기
는 8.4시간이라고 알려져 있다.

큰 포식세포는 대형(지름 15~20μm)이며 세포질이 풍부하다. 리소좀이
발달해 있어서 여기에 다양한 분해효소(프로테아제나 비투어직 에스
테레이스 등)를 함유하고 있는 것이 특징이다. 세포 표면상에는 Fc 수용
체(항체의 Fc 영역에 결합할 수 있는 수용체), 보체 수용체, 사이토카인
수용체, 첨부 인자를 발현한다. 그리고 헛발을 내어 활성화게 이동한다.

가장 큰 특징은 강력한 탐식 작용이 있어서 외래 이물(세균 등)을 차
례차례 포식하여 처리하는 것이다.

이 소화 제거 능력은 외래 이물에 한정되는 것이 아니라 생체 내에서
생긴 노폐물(노화 적혈구나 변성된 자가 단백질) 등도 처리한다. 이러한
큰 포식세포의 처리 능력을 스캐빈저(환경 미화원)라고 부른다.

항원 정보를 T세포에게 전달한다

큰 포식세포는 면역 체계의 유도에도 중요한 작용을 한다. 탐식한 병원
체 등의 항원 물질을 소화·분해하고 이를 펩타이드 조각의 형태로
MHC 클래스II 분자에 실어서 항원 정보를 보조 T세포로 전달한다. 이
러한 역할을 해서 큰 포식세포를 항원 제시 세포라고 한다.

항원을 제시할 때 큰 포식세포는 사이토카인인 인터류킨1(IL-1)을 생
산하여, 항원 제시를 받은 T세포를 활성화한다.

그리고 큰 포식세포 자신도 활성화된 T세포가 생산하는 사이토카인
의 자극에 의해 활성화되어 이물 처리 능력과 이물 세포에 대한 공격을
증강시킨다.

리소좀 lysosome
세포 내 작은 기관 중 하나로
세포 내에서 소화·분해 작용
을 하는 소포. 내부에 다양한
분해효소(프로테이스, 페르옥시다
이스, 에스테레이스, 라이페이
스, 누클레이스) 등을 포함하여
단백질과 지질, 핵산(DNA와
RNA) 등을 분해할 수 있다. 세
포 내에서 불필요해진 물질이
나 외부에서 유입된 세균과 이
물을 분해하므로 자리잡는다.

페르옥시데이스 peroxidase
활성산소에서 발생하는 과산
화물질을 분해하므로 돌고 무해
한 물질로 변화하는 효소. 세포
에 축적된 활성산소의 작
용을 경감하는 해독 기능을 한다.

큰 포식세포는 항원 제시 세포로서 항원 정보를 보조 T세포로 전달하여 면역 반응을 유도하는 중요한
역할을 가지고 있다.

큰 포식세포는 병원체 등의 항원을 흡수하면 세포 내의 리소좀에서 분해하여 그 조각인 펩타이드를 MHC
클래스II 분자에 실어서 세포 표면에 제시한다. 보조 T세포로는 T세포 항원 수용체와 보조 수용체 CD4 분자
를 가지고, 큰 포식세포의 MHC 클래스II 분자와 항원 펩타이드를 인식하여 사이토카인을 분비한다.

3
본문 속 내용과 관련된 정보를
'미니 지식' 코너에 실었다.

4
더 자세한 설명이 있는 페이지를 밝혀
놓았다.

항원의 이모저모

면역 체계를 둘러싼 항원의 종류

자연계에는 다음과 같은 여러 종류의 항원이 존재한다.

이종 항원: 이종인 세균, 바이러스, 진균, 원충 등을 구성하는 성분이 항
원성을 가진 것.

동종 항원: 주조직 적합 항원(MHC), HLA 항원, 혈액형 항원 등 동종 개
물 간에 유전적으로 다른 형질이 발현되어 생기는 것, 수혈, 임신, 이식
등과 관계되어 있다.

자가 항원: 자기의 생체 구성 성분에서 유래한 것, 자기에 대한 항원성을
발휘하는 항원으로 자가 면역 질환의 원인이 된다.

장기 특이성 항원: 종에 관계없이 장기에만 공통적으로 존재하는 항원.
예컨대 사람과 개, 사람과 원숭이와 같이 종을 초월하여 어떤 장기에
공통적으로 보이는 항원이다.

백혈구 항원
반소세, 설무사, 유형복수 용
세 포류의 원발을 붙여 사진반
을 반소계 는 설무사에 올린
를 얇게 약을 이용하여 만든 항
원소(항체를 포함한 활성소
치료제)로, 각각의 역할에 대한
항체 반응은 특이성이 상당히
높다. 즉 반소계를 함께되는 것
사람 체만 중화시키고 감아사
도쿄 중화시키지 못한다.
▶ 140쪽

자가 항체를 유도하는 항원

아무런 관련 없는 항원에 대해 항체가 반응하는 경우가 있다. 화농성연쇄상
구균의 표면 단백질을 하나가 사람 심근의 단백질(미오신)이나 트로포닌의
신과의 공통된 합성성을 가지고 있다고 알려져 있다. 원래 비자기인 세균이므
로 생체는 이에 대해 특이적 항체를 생산한다. 이 항체가 자가이지사와 심근
을 구성하는 미오신이나 트로포미오신이 반응하고 항체로서 작용함으로써, 류
마티스열 등의 자가 면역 질환의 발병에 관여한다고 알려져 있다.

사람의 단백질과도
같은 항체가 결합

• [ ]는 편집자 주를 나타낸다.

제 1 장

면역학의 기초 지식

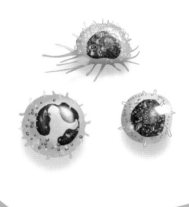

면역학의 탄생

면역이란 '역병을 면하는' 것

우리는 경험을 통해 '한 번 걸린 병에는 다시 걸리지 않거나, 걸리더라도 증상이 가볍다'는 것을 알고 있다. 기원전 5세기에 일어난 그리스와 카르타고의 전쟁에 관한 기술을 보면(투키디데스의 《전사(戰史)》에서 '아테네의 역병' 중) 페스트에 대해서 '두 번은 없다'는 말이 기재되어 있다. 이는 오늘날 '면역'을 가리키는 의미임이 분명하다.

14세기에 전 유럽을 뒤덮은 페스트는, 크고 작은 유행을 반복하면서 유럽 전 인구의 3분의 1에서 3분의 2를 죽음으로 몰아갔다. 페스트는 '흑사병'이라 불리며 "악마의 소행"으로 여겨졌고, 환자들은 차례차례 비참한 죽음을 맞았다. 이때 자선활동을 하던 크리스트교 기사단과 수도사들이 헌신적으로 환자들을 간호했다고 알려진다. 그런데 그들 가운데 전염되고도 기적처럼 살아난 수도사나 크리스트교 기사들은 이후 페스트 환자와 접촉을 해도 다시 병으로 쓰러지지 않았다.

신앙심이 깊었던 그들은 이러한 일들을 '신의 가호 덕분'이라고 믿었다. 이 '신의 가호'를 얻은 자에게 로마 법왕이 과역과 과세를 면제했다 하여 im-munitas(면제), 즉 '법왕의 과세(munitas)를 면제받다(im-)'라는 의미의 단어가 사용되었는데, 그것이 오늘날 쓰이는 immunity(면역)라는 단어의 어원이다.

기적을 일으킨 원리는?

이 기적이 신의 힘이 아니라 생체에 있는 면역 반응에 의한 것임이 증명되기까지는 그 후로도 약 600년이 걸렸다.

면역이란 병원균 등 외부의 적에 대비하여 생체가 갖추고 있는 체내 방어 기구를 말한다.

여기서 중요한 것은 이제까지 접해본 적 없는 페스트균을 상대로 생

중 / 요 / 어 / 구

흑사병

흑사병은 인간의 체내에 페스트균(Yersinia pestis, 장내세균과)이 들어가서 발증한다. 설치류(특히 곰쥐)에 유행하는 병으로, 인간에 앞서 보통 쥐 사이에서 감염이 발견된다. 과거에는 치사율이 높았으며, 전염되면 피부가 검어져서 흑사병이라고 불렸다.

흑사병에 감염된 환자를 앞에 두고 '신의 가호'를 빌며 헌신적으로 봉사하는 성직자. 그들 중에서 페스트에 감염되지 않은 자가 있어 '면역'이라는 현상이 발견되었다.

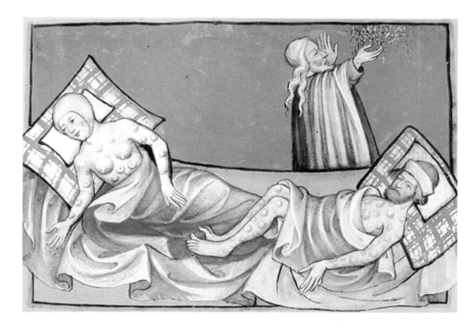

체가 어떤 원리의 면역 기구를 이용해 방어했는가 하는 점이다.

① 생체는 지금까지 경험한 적 없는 페스트균을 상대하기 위해 이미 선천적으로 페스트균의 면역 기구를 갖추고 있었을까?

② 아니면 처음 페스트균을 접한 뒤 생체가 스스로 학습하여 페스트균에 맞서 면역 기구를 새로이 만들어냈을까?

이러한 물음에 답해줄 수 있는 학문이 바로 '면역학'이다.

미/니/지/식

페스트균과 항체

몸속에 들어온 페스트균을 공격하는 것 중 하나가 항체라 불리는 혈액 속 단백질이다. 페스트균에 한 번 감염되었지만 살아남으면 재차 발병하지 않는다는 것도 오늘날 항체의 작용임이 밝혀졌다.

면역학의 발전 과정

제너가 개발한 천연두 백신

천연두는 천연두 바이러스에 의한 감염증이다. 아주 오래전부터 감염력이 강하고 죽음에 이르게 하는 '역병'이라 하여 사람들에게 두려움의 대상이었다. 그런데 이 위협에 천연두가 강한 면역성을 가지고 있음을 경험적으로 알게 된 서아시아·인도·중국 등지에서는 천연두 환자의 고름을 건강한 사람에게 발라 약한 발증을 일으켜 면역을 얻는 '주술적 방법'을 써왔다.

한편 18세기 중반 이후 사람이 소의 질병인 우두에 한 번 걸리면 천연두에는 감염되지 않는 현상에 주목한 이가 에드워드 제너다. 그는 1798년 우두 접종을 이용한 천연두 백신을 개발했다. 이 백신의 접종 효과가 매우 컸고 이후 천연두의 유행이 급속히 잦아들었다. 인류를 위험으로부터 구한 그는 '근대 면역학의 아버지'라 불린다.

용 / 어 / 해 / 설

천연두

천연두 바이러스는 폭스 바이러스과 오르소 폭스 바이러스속에 속하는 DNA 바이러스다. 사람만을 숙주로 하여 감염·발병시킨다. 감염력이 매우 강하며 온몸에 고름·물집이 생기고 치료해도 반흔(흔히 '곰보'라고 한다)이 남아 전 세계가 불치병, 악마의 병으로 여기며 두려워했던 대표적인 감염증이다.

우두

우두 바이러스 감염을 원인으로 하는 감염증. 우두 바이러스는 폭스 바이러스과 오르소 폭스 바이러스속에 속하는 DNA 바이러스로, 고양잇과 동물, 사람, 소 등 다양한 동물을 숙주로 한다.

LABORATORY

왜 천연두 백신에 우두 바이러스를 쓸까?

인간은 우두 바이러스에 감염되어도 증상이 경미하고 반흔이 남지 않는다. 게다가 계통상으로도 가까워 천연두 바이러스에 대한 면역을 획득할 수 있다. 이에 18세기 말 에드워드 제너는 이것을 종두에 이용했다. 천연두 바이러스가 우두 바이러스와 같은 폭스 바이러스과 오르소 폭스 바이러스속에 속해 있어서 양 바이러스의 DNA 염기 서열도 매우 비슷하다는 것이 판명되었기 때문이다. 즉 감염이 되어도 증상이 나타나지 않는 우두 바이러스를 통해 획득한 면역이 우두 바이러스와 같은 구조를 가진 천연두 바이러스에 면역 작용을 일으킨 것이다.

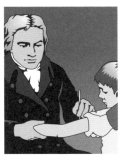

종두하는 에드워드 제너

면역의 원리 해명

그러나 제너가 발명한 천연두 백신이 어떠한 원리로 병의 발증을 막았는가를 인류가 이해할 수 있게 되기까지는 조금 더 시간이 필요했다.

제너가 발견한 현상을 과학적으로 해석한 사람이 프랑스 생화학자 루이 파스퇴르이다. 약독화한 미생물을 접종하여 면역을 획득할 수 있다는 발견은, 감염증에 대해 백신의 예방 접종이라는 강력한 무기를 공급하게 되었다. 백신 접종을 통해 생체가 획득한 면역의 정체가 혈액 속 '항체'에 의한 것임을 뒷날 에밀 폰 베링과 기타사토 시바사부로가 밝혀내면서 '혈청학'의 화려한 막이 오른다.

한편 러시아 미생물학자인 일리야 일리치 메치니코프는 혈액 속 식세포의 작용과 생체 방어 작용이 바로 면역의 본질이라고 생각했다. 그들의 발견은 오늘날 '체액성 면역'과 '세포성 면역'의 원류가 되었다.

인류를 고통스럽게 한 감염증에서 비롯된 면역학은 생체가 가진 면역 기능의 해명을 목적으로 급속한 발전과 진보를 거듭하면서 오늘날에도 쉼 없이 나아가고 있다.

혈청학과 기타사토 시바사부로

베링 박사와 함께 혈액 속 '항체'의 존재를 발견한 기타사토 시바사부로. 항체의 작용을 밝혀내어 혈청학의 발전에 공헌했다.

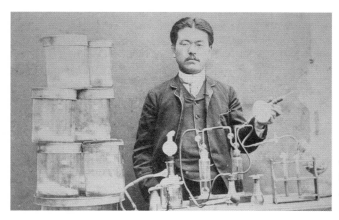

항체의 존재를 발견하여 혈청학의 진보를 이룬 기타사토 시바사부로.
(사진: 기타사토 연구소)

면역의 특이성과 다양성

면역이라는 시스템은 매우 엄격한 '특이성'을 지니고 있다. 항원 A에 대해 성립한 면역은 항원 B에는 반응하지 않는다. 항원과 특이적으로 결합하는 항체는 면역 글로불린이라 불리는 단백질인데 자연계에 존재하는 무수한 항원에 대응할 수 있는 '다양성'을 가지고 있다. 생체가 지금까지 마주한 적 없는 항원(예컨대 세균, 바이러스, 알레르기를 일으키는 물질)에 대해 어떤 메커니즘으로 특이성을 가진 항체를 만드는가에 관해서는 몇 가지 이론이 있다.

프랭크 맥팔레인 버넷, 닐스 카이 예르네 등은 '클론 선택설'에 기반한 면역적 네트워크에 의한 제어 이론을 내세웠다. 이는 도네가와 스스무가 항체의 다양성에 대한 유전자 메커니즘을 밝혀내면서 기본적으로 증명되었다. 도네가와는 무수히 존재하는 항원에 대해 생체가 어떠한 메커니즘으로 특이적인 항체를 준비하는가를 해명한 것이다.

여기서 15쪽 질문을 상기해보자. 생체는 경험한 적 없는 상대(항원)에 대해 미리 면역 기구(항체)를 준비하고 있는 것이다.

면역의 폭주

면역의 발견은 감염증에 대한 복음이었는데, 면역 반응이 특정 항원에 대해 과도하게 일어남으로써 생체에 바람직하지 않은 반응을 일으킬 수 있다는 사실도 밝혀졌다.(알레르기 반응) 또한 천식, 음식물 알레르기 외에도 자가 면역 질환과 면역 결핍 증후군 등 면역 반응과 관련된 질환의 존재가 확인되었다.

이 모든 것의 전모를 이제부터 파헤쳐보자.

중/요/어/구

면역 글로불린
혈액 속에 들어 있는 혈장 단백질 중 하나. 림프구의 하나인 B세포가 분비한 다종다양한 대량의 항체를 말한다. 하나의 B세포는 한 종류의 항체만을 생산하고, 다른 B세포가 또 다른 항체를 생산하는 형태로 수천만에서 수억에 이르는 B세포의 개수만큼 항체의 종류가 있다는 뜻.

용/어/해/설

특이성
하나의 물질이 하나의 특정 물질에만 반응하는 것. 면역학에서 특이성이란 하나의 항체가 하나의 특정 항원에만 결합하며 다른 항원과는 결합하지 않음을 뜻한다.

클론 선택설
자연계에 존재하는 무수한 세균과 바이러스 등의 외적(항원)에 대해 면역에 의한 방어 수단인 항체가 어떠한 원리로 만들어지는가를 설명하는 이론. B세포는 각각 한 종류의 항체만을 생산하나 여러 종류가 존재하고, 항원이 침입하면 항원에 반응하는 B세포만 증식하여(B세포의 클론이 증식) 항원과 결합할 수 있는 항체를 대량 만들어낸다는 것.

면역학 분야에 공헌한 노벨상 수상자

다음은 면역학의 원리를 밝혀내는 데 공헌한 노벨의학생리학상 수상자를 연도순으로 나열한 표다. 면역학의 발전을 이해하는 데 참고하기 바란다.

연도	수상자	국적	수상 주제
1901	에밀 폰 베링 Emil Adolf von Behring	독일	혈청 요법(특히 디프테리아)
1905	로베르트 코흐 Robert Koch	독일	결핵균의 반응과 지연형 과민증
1908	파울 에를리히 Paul Ehrlich	독일	항체 생성 이론(측쇄설)
1908	일리야 메치니코프 Ilya Ilyich Mechnikov	러시아	큰 포식세포, 탐식 작용
1913	샤를 리셰 Charles Robert Richet	프랑스	아나필락시스 발견
1919	쥘 보르데 Jules Bordet	벨기에	도움체 결합 반응의 발견
1930	카를 란트슈타이너 Karl Landsteiner	오스트레일리아	사람의 혈액형 발견
1951	막스 타일러 Max Theiler	남아프리카	황열 백신 개발
1957	다니엘 보베 Daniel Bovet	이탈리아	알레르기 치료약 개발
1960	프랭크 맥팔레인 버넷 Frank Macfarlane Burnet	오스트레일리아	면역 관용의 획득 연구
	피터 메더워 Peter Medawar	영국	
1972	제럴드 에델만 Gerald Edelman	미국	항체 분자의 발견
	로드니 포터 Rodney Robert Porter	영국	
1977	로잘린 얠로우 Rosalyn Sussman Yalow	미국	방사선 면역 측정법 개발
1980	바루지 베나세라프 Baruj Benacerraf	미국	주조직 적합 항원의 구조에 관한 발견
	장 도세 Jean Dausset	프랑스	
	조지 스넬 George Snell	미국	
1984	닐스 예르네 Niels Kaj Jerne	덴마크	면역계의 발달과 제어에 있어서의 선택성에 관한 이론들
	게오르게스 J. F. 퀼러 Georges Jean Franz Köhler	독일	단일 클론 항체 생성 원리의 발견
	세사르 밀스테인 César Milstein	영국	
1987	도네가와 스스무 Susumu Tonegawa	일본	항체의 다양성에 관한 유전적 원리의 발견
1990	조지프 머리 Joseph E. Murray	미국	장기 및 세포 이식 연구
	에드워드 도널 토머스 E. Donnall Thomas	미국	
1996	피터 도허티 Peter C. Doherty	오스트레일리아	세포성 면역 방어의 특이성에 관한 연구
	롤프 칭커나겔 Rolf M. Zinkernagel	스위스	
2011	브루스 보이틀러 Bruce Beutler	미국	자연 면역의 활성화에 관한 발견
	율레스 호프만 Jules A. Hoffmann	프랑스	
	랠프 슈타인만 Ralph M. Steinman	캐나다	획득 면역에 있어서 가지세포 역할을 규명

면역이란 무엇인가

자기와 비자기

인류가 백신을 손에 넣게 되면서 1958년 세계보건기구(WHO) 총회에서 '세계 천연두 근절계획'이 추진되었고, 1980년 5월 8일에 이르러 천연두가 근절되었음을 선언했다. 천연두는 사람에게 전염되는 감염증 가운데 인류가 근절한 유일한 예다.

전염병을 극복하기 위한 과정에서 발견된 면역은, 면역학이 진보하면서 그 원리가 차츰 구체적으로 밝혀지게 되었다.

면역을 이해하는 키워드는 자기와 비자기다. 자기와 비자기를 식별하여, 비자기를 공격하는 것이 면역 시스템의 기본이다.

단, 면역은 단순히 '병원체에 대해 방어하는 반응'(비자기에 대한 면역)뿐 아니라, 때로는 '자기의 몸에 대한 반응'(자기에 대한 면역), 나아가 '본래 일어나야 할 방어 반응을 일으키지 않고 허용'(비자기에 대한 관용)하는 것이 존재한다는 것도 알려졌다.

자가 면역 질환

면역 시스템이 정상적으로 기능하지 못해 자신의 조직을 공격하는 질환. 류머티즘성 관절염, 적혈구가 파괴되는 용혈성 빈혈, 갑상샘이 공격받는 하시모토병, 중증 근무력증. 전신의 조직에 염증을 일으키는 전신 홍반 루푸스 등 다채롭다. 거의 모든 장기와 조직이 공격 대상이 된다. ▶182쪽

면역적인 자기와 비자기

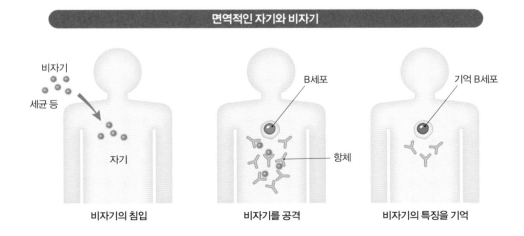

비자기
세균 등
자기
비자기의 침입

B세포
항체
비자기를 공격

기억 B세포
비자기의 특징을 기억

① **비자기를 인식하는 반응:** 자기와 다른, 자기가 아닌 것(세균, 바이러스 등)이 외부에서 몸속으로 들어오거나, 몸속에 자기와 다른 것(종양)이 생기면 그것을 공격한다.

② **자기에 대한 반응:** 자기 몸을 구성하는 세포 등을 공격한다.(자가 면역질환)

③ **비자기를 인식하지 않는 반응:** 태아가 엄마의 면역 반응을 피해 성장한다.(임신 면역)

면역과 항상성

생체는 자기와 비자기를 엄격하게 인식하여, 면역 기능을 통해 비자기를 제거하고 자기의 존재를 확립한다. 비자기로서 인식되는 세균 등의 항원에 대해서는, 특이적으로 대응하는 림프구(B세포)를 증식시켜 항체를 만들고, 항원을 몸에서 제거하여 원래 상태로 되돌리려 한다. 또, 자기를 구성하고 있는 성분에 대해서는 자기라는 사실을 인식·감시한다. 이때 조금이라도 변화된 자기가 발견되면 비자기로 파악하여 즉시 공격한다.

그러기 위해 몇 가지 교묘한 체계가 있는데, 항상 일정한 상태를 유지(항상성, homeostasis)하는 기능의 하나로서 면역 시스템이 작동하고 있다.

LABORATORY

임신 면역 – 모체는 왜 태아를 공격하지 않을까?

모계와 부계 유전자를 절반씩 물려받은 태아는 모체의 입장에서 보면 이식 장기와 다를 바 없는 비자기(이물)다. 따라서 모체의 림프구는 태아를 비자기로 간주해 제거하는 방향으로 작동되어야 마땅하나 그렇지 않다. 임신을 하면 모체에서는 태아의 항원에 대한 면역 반응을 억제하는 조절 T세포가 활성화되고, 또 태아의 항원에 대한 항체를 무력화하는 항체(항체에 대한 항체)가 만들어져서 면역 반응을 떨어뜨린다. 이것을 모체-태아 간의 '면역 관용'이라 한다. 임신을 유지하기 위해 필요한 체계다.

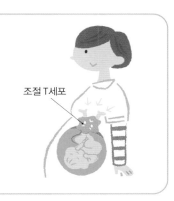

조절 T세포

자연 면역과 적응 면역

초동 작용하는 자연 면역

생체는 다종다양한 병원체로부터 몸을 지키기 위해 적어도 두 겹의 방어 라인을 구축하고 있다. 1차 방어 라인은 병원체의 침입(감염) 직후 발동하는 자연 방어 기구로, 이를 자연 면역(innate immunity)이라고 한다.

종래에는 백혈구를 주체로 하는 자연 면역을, 침입한 병원체에 대해 상대를 가리지 않고 공격한다 하여 비특이적 면역 반응으로 간주해왔다. 비특이적 공격이 많이 이루어지는 것은 사실이나 최근 연구에서 자연 면역을 담당하는 큰 포식세포 등이 병원체의 특징을 인식하여 특이적으로 공격한다는 것이 밝혀지면서 이제 '자연 면역=비특이적 면역'이라는 표현은 쓰지 않는다.

자연 면역의 담당자: 침입한 병원체에 대해 탐식 능력을 가지고 있는 세포군(호중구, 큰 포식세포), 병원체에 감염된 세포를 파괴하는(감염세포에 대한 독성 활성을 가진다) 세포군(NK세포, NKT세포) 등이 있다. 또 혈액 속 단백질 성분으로서 도움체도 중요한 역할을 한다.

특이적으로 작용하는 적응(획득) 면역

이 자연 면역 반응에 의한 방어 라인이 뚫리면 2차 방어 라인인 적응 면역 반응(adaptive immune response)이 작동한다. 적응 면역이 활성화되면 항원에 특이적인 T세포와 B세포가 증식되고, 특이적 항체의 생성이 유도되어 병원체가 제거된다. 병원체(항원)를 특정하여 공격하기에 특이적 면역 반응이라고 한다.

세균 등 외적으로부터 몸을 지키기 위해 생체가 갖추고 있는 체내 방어 기구가 자연 면역과 적응 면역이다. 이 두 기구는 서로 협력하여 방어한다.

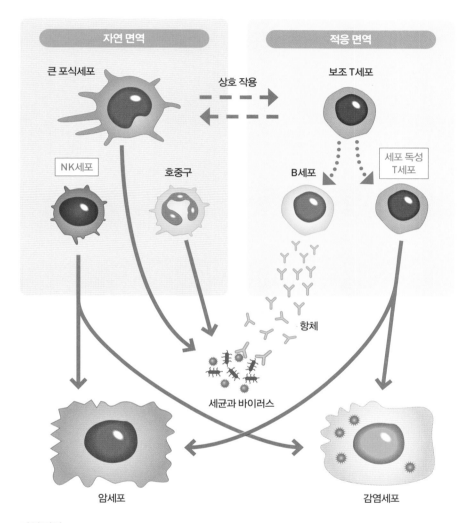

자연 면역

큰 포식세포

상호 작용

NK세포   호중구

적응 면역

보조 T세포

B세포   세포 독성 T세포

항체

세균과 바이러스

암세포   감염세포

자연 면역
백혈구 속의 호중구, 큰 포식세포 등이 먼저 침입자(세균이나 바이러스)를 공격하여 사멸시킨다. 어느 상대든 가리지 않고 공격하는 비특이적 작용을 한다. NK세포는 암세포나 바이러스 감염세포를 비특이적으로 공격한다.

적응 면역
림프구의 T세포와 B세포가 상대를 특정하여 특이적으로 공격한다. 사령관 역할을 하는 보조 T세포는 B세포와 세포 독성 T세포(킬러 T세포)에게 특정 공격 상대를 인지시키고 공격 명령을 내린다. B세포는 항체를 분비한다.

적응 면역의 담당자: 림프구(T세포, B세포)와 항체가 중심을 이룬다. B세포는 항체를 만들어낸다. T세포 속의 보조 T세포는 B세포의 항체 생성을 포함하여 면역 반응 전체를 관장한다. 또 감염세포를 파괴하는 세포 독성 T세포(이전에는 킬러 T세포라 불렸다)처럼 직접 공격을 담당하는 T세포도 존재한다.

또 림프구 중 일부(기억 B세포)는 침입한 병원체에 대해 특이적인 면역학적 기억을 지닌 채 장기간에 걸쳐 생체 내에 생존한다. 그래서 다시 동일한 병원체가 침입하면 기억 B세포 덕분에 적응 면역이 즉각 발동하여 병원체를 공격하는 것이다.

면역학적 기억은 적응 면역이 가진 가장 큰 기능으로 자연 면역에는 없는 요소다.

두 가지 면역 계통의 상호 작용

자연 면역과 적응 면역은 림프구(T세포, B세포)의 관여 방식에 따라 구별하는데 각각은 독립된 작용을 하는 것이 아니라 서로 협력하여 작동한다.

자연 면역에서 중요한 기능을 하는 큰 포식세포는 림프구에 항원을 제시해주는 능력(항원 제시 기능)을 가지고 있다. 단순히 탐식 작용을 통해 병원체를 잡아먹는 역할만 하는 것은 아니다.

이들 항원 제시 기능을 가진 세포는 항원과 대적할 때 활성화되어 자연 면역과 적응 면역의 성립에 중요한 생리 활성 물질(사이토카인, 케모카인)을 생산하고, T세포의 활성화를 촉진한다.

이때 활성화된 T세포는 B세포의 활성화뿐 아니라 자연 면역 기능을 하는 큰 포식세포와 호중구를 병원체 침입 장소로 유인하고 이를 활성화시키기 위한 사이토카인과 케모카인을 생산한다.

이처럼 두 가지 면역 계통은 상호 작용을 통해 생체를 방어하고 있다.

용/어/해/설

사이토카인 cytokine

세포가 생성·분비하는 생리 활성을 가진 단백질의 총칭. 세포 간의 상호 작용을 촉진하는 메신저 역할을 하며, 표적 세포의 수용체와 결합하여 세포의 증식과 분화, 기능의 발현에 관여한다. 면역세포가 분비하는 사이토카인에는 인터류킨 등이 있다. ▶114쪽

케모카인 chemokine

면역세포인 큰 포식세포나 T세포에서 분비되는 사이토카인의 일종. 백혈구를 병원체가 있는 장소(염증 부위)로 유인하는 기능을 가진 것을 케모카인이라고 부르며 이동 인자라고도 한다. ▶122쪽

자연 면역과 적응 면역의 상호 작용

세균 등을 탐식한 큰 포식세포나 가지세포가 세균의 특징(항원)을 기억해서 T세포에 전달하면, 활성화된 T세포는 B세포의 항체 생성을 촉진하고 사이토카인을 분비하여 호중구 등을 세균이 침입한 장소로 불러 모은다.

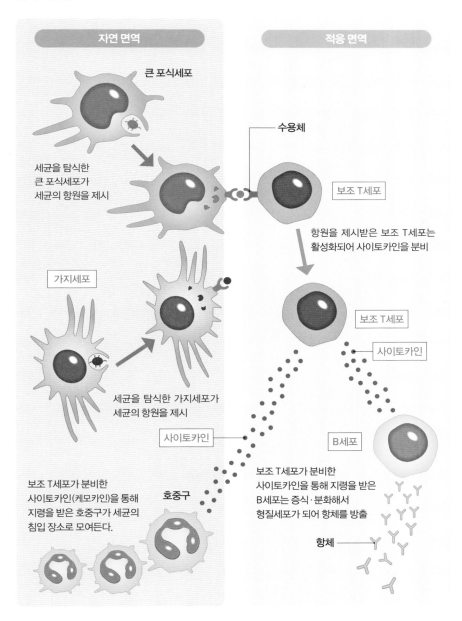

자연 면역

적응 면역

큰 포식세포

세균을 탐식한 큰 포식세포가 세균의 항원을 제시

수용체

보조 T세포

항원을 제시받은 보조 T세포는 활성화되어 사이토카인을 분비

가지세포

보조 T세포

사이토카인

세균을 탐식한 가지세포가 세균의 항원을 제시

사이토카인

B세포

보조 T세포가 분비한 사이토카인(케모카인)을 통해 지령을 받은 호중구가 세균의 침입 장소로 모여든다.

호중구

보조 T세포가 분비한 사이토카인을 통해 지령을 받은 B세포는 증식·분화해서 형질세포가 되어 항체를 방출

항체

백혈구의 종류와 기능

백혈구는 골수에서 만들어진다

면역 시스템은 혈액 속 백혈구로 분류되는 세포군이 담당한다. 자연 면역과 적응 면역의 각 기능에서 주된 역할을 담당하는 면역세포를 알아보자. 백혈구는 적혈구와 함께 골수에서 생성된다.

　백혈구 중에는 세포 속에 과립을 가지고 있어 과립구라 불리는 것이 있다. 호중구, 호산구, 호염기구가 이 과립구에 해당하며 자연 면역을 담당한다.

호중구: 미립 혈중 백혈구의 50~70%(과립구의 90% 이상)를 차지하며, 고도의 운동성을 가지고 있으며 탐식 작용을 한다. 감염을 통해 침입한 세균 등을 탐식·소화시켜 살균한다. 호중구 속 과립에는 다양한 효소가 들어 있어서 탐식한 세균을 분해·처리한다. 자연 면역에서 가장 큰 역할을 담당한다. 호중구의 수명은 혈액 내에서 하루 이내, 대략 10시간 정도이며 조직 내에서는 며칠간 살아 있다.

호산구: 호산성 과립을 보유하는 호산구는 혈액 속보다 대다수가 호흡기, 창자 안, 비뇨생식기 상피 등의 조직에 존재하며, 기생충 유충 등의 병원체를 처리한다. 알레르기성 질환(알레르기성 비염, 기관지 천식 등)에서는 혈액 속에 동원되어 호염기구, 비만세포(마스트 세포)와 함께 알레르기 반응에 관여한다.

호염기구: 호염기구는 그 수가 백혈구의 1% 이하이며, 조직 속 비만세포(마스트 세포)에 상당하는 역할을 한다. 사이토카인과 항원으로 활성화되며 히스타민 등을 방출한다. 혈관 투과성, 혈액 응고 저지, 민무늬근 수축 등 알레르기 증상을 일으킨다.

미/니/지/식

과립구 이름의 유래

혈액 표본의 염색법 중 하나인 김자Giemsa 염색을 이용해 과립구의 과립을 염색하면 각각 중성, 산성, 염기성으로 나뉘어 염색된다. 이 염색법의 성질에서 호중구, 호산구, 호염기구라는 이름이 붙었다.

중/요/어/구

비만세포

마스트 세포(mast cell)라고도 한다. 조혈모세포에서 분화한 세포 중 하나로 주로 피부나 점막에 존재하고, 면역 글로블린 IgE를 매개로 알레르기 반응을 일으킨다. 세포 내에 보유하고 있는 히스타민 등의 화학 전달 물질을 알레르기 반응 시에 방출한다. 히스타민에는 기관지의 민무늬근 수축 작용, 혈관투과성 항진 작용, 점액 분비 작용 등이 있으며 알레르기 증상을 일으킨다.

혈액 성분이 되는 세포(혈구)를 만드는 것을 조혈이라고 하며 적혈구, 백혈구, 혈소판 등 모든 혈구는 조혈모세포로부터 끊임없이 만들어진다.

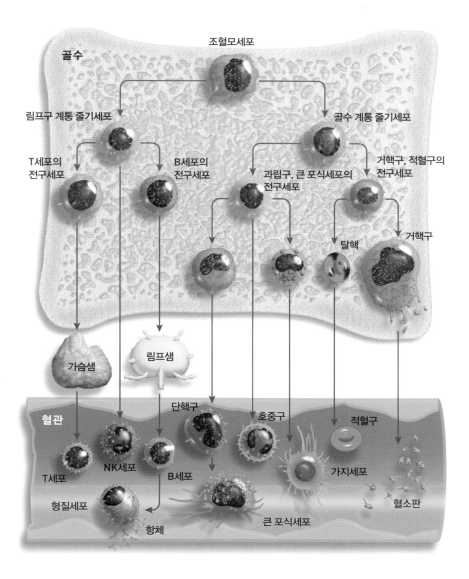

면역세포는 T세포, B세포(형질세포), NK세포, 과립구(호중구, 호산구, 호염기구), 단핵구, 큰 포식세포, 가지세포, T세포는 가슴샘에서, B세포는 림프샘에서 성숙·분화한다.

적응 면역을 담당하는 것은 림프구의 B세포와 T세포다. 그래서 항원 제시라는 중요한 역할을 하는 것이 큰 포식세포와 가지세포다.

B세포: 세균과 바이러스 등의 항원과 결합하는 항체를 생성하여 방출한다. 한 번 만난 병원체의 항원을 기억한 채, 수십 년간 살아 있는 기억 B세포도 존재한다.

T세포: 면역 반응을 조절하는 사령관 역할의 보조 T세포, 면역 반응을 정지시키는 조절 T세포, 종양세포나 감염세포를 공격하는 세포 독성 T세포가 있다.

NK세포·NKT세포: 자연 면역에 속하며 평소 체내를 감시하고 종양세포나 감염세포를 발견하여 제거한다.

큰 포식세포: 청소부 역할을 하며 각 세포의 죽은 잔여물, 찌꺼기 등 불필요한 물질을 처리한다. 그 밖에 세균 등의 항원을 T세포로 전달한다.

가지세포: 세균 등을 탐식하여 그 항원을 T세포로 전달한다.

용/어/해/설

NKT세포

최근 발견되었으며, NK세포와 T세포의 양쪽 성질을 갖춘 면역세포다. 세균 등의 병원체나 종양세포를 공격한다.

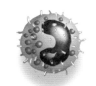

미/니/지/식

백신과 B세포

한 번 들어왔던 세균이나 바이러스가 다시 들어왔을 때 이를 공격하는 대량의 항체가 재빠르게 만들어지는 것은 기억 B세포 덕분이다. 백신은 예방 접종으로 기억 B세포를 만들어내어 효과를 발휘한다.

백혈구의 종류와 역할

종류와 모양		백혈구 전체에 차지하는 비율	지름	주요 역할	수명
과립구	호중구	50~70%	12~15㎛	세균이나 바이러스 등 병원체를 포식, 분해하여 사멸시킨다.	혈액 속에서 약 하루, 조직 내에서는 수일.
	호산구	2~5%	13~17㎛	기생충이나 충란을 상해한다. 알레르기 반응을 일으키거나 억제한다.	호중구보다 조금 길다.
	호염기구	1% 이하	10~15㎛	알레르기 반응을 일으킨다고 알려져 있다.	호중구와 비슷하다.

종류와 모양		백혈구 전체에 차지하는 비율	지름	주요 역할	수명
림프구	B세포	20~40%	6~15㎛	항체(면역 글로불린)를 생성, 방출한다.	수일~수개월 등 다양하다. 기억 B세포는 수십 년.
	T세포	20~40%	6~15㎛	보조 T세포: B세포를 활성화시켜 형질세포로 분화시키고, 항체를 생산하게 한다.	4~6개월
				조절 T세포: B세포의 항체 생산을 억제하여 면역 반응을 억누른다.	
				세포 독성 T세포: 종양세포나 바이러스 감염세포를 파괴한다. 킬러 T세포라고도 한다.	
	NK세포	20~40%	6~15㎛	내추럴 킬러 세포라고 한다. 종양세포나 바이러스 감염세포를 파괴한다.	-
단핵구		3~6%	20~30㎛	혈액 내에 존재하는 대형 세포. 조직 내로 이동하면 큰 포식세포로 변화한다.	수시간에서 수일.
큰 포식세포		3~6%	20~50㎛	수명을 다한 적혈구, 백혈구, 혈소판과 각종 세포의 찌꺼기 및 병원체를 식작용(흡수하여 소화)을 통해 처리한다. 또 T세포에 대한 항원을 제시하여 T세포를 활성화시킨다.	수일~수개월
가지세포		3~6%	20~50㎛	T세포에 대한 항원을 제시한다.	수일~수개월

투베르쿨린 반응 검사로 면역을 체험

'한 번 걸린 병에는 두 번 다시 걸리지 않는다'는 면역 현상을 많은 사람들이 처음 알게 되는 것은 유아기나 초등학생 때 받는 투베르쿨린 반응 검사를 통해서가 아닐까?

투베르쿨린 반응은 투베르쿨린 접종으로 면역 반응을 일으켜 결핵균의 감염 유무를 진단하는 방법이다. 투베르쿨린은 사람형 결핵균의 배양액에서 분리, 정제한 물질이다. 이것은 결핵을 발병시키지는 않으나, 과거에 결핵균에 감염된 적이 있다면 이미 면역세포인 T세포가 감작되어 있기에 투베르쿨린과 특이적으로 반응하여, 접종 부위에 염증을 일으켜 발적을 나타낸다. 일본에서는 발적의 긴지름이 10mm 이상이면 양성(잠복 결핵)으로 판정한다.

일찍이 폐결핵은 결핵균의 감염으로 폐가 부풀어 환기능력이 저하되는 불치병이었다. 현재도 항생물질을 올바르게 사용하지 않으면 내성균을 만들어내는 가벼이 볼 수 없는 병이다. 그래서 투베르쿨린 반응 검사에서 음성이 나오면 결핵균에 대한 면역을 생성하기 위해 BCG(우형 결핵균) 접종을 실시한다.

다른 선진국에 비해 일본에는 결핵 환자가 많아서 2005년부터 생후 6개월까지의 영아에게는 투베르쿨린 반응 검사를 하지 않고 곧바로 BCG를 접종하며, 생후 6개월 이후의 영유아에게는 투베르쿨린 반응 검사를 한 뒤에 BCG를 접종하게 되었다. [우리나라의 경우는 BCG 백신 접종이 의무화되어 있다.]

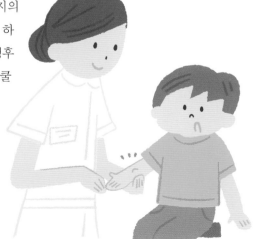

제2장

면역 체계의 원리

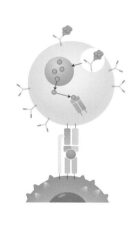

체액성 면역과 세포성 면역

앞서 이야기한 대로 면역에는 자연 면역과 적응 면역이 있다. 천연두와 같은 역병에 '한 번 걸리면 두 번 다시 안 걸린다'는 면역의 본래적 기능을 담당하는 것은 적응 면역이다.

적응 면역은 상당히 엄격한 '특이성'을 가지고 있다. 침입한 항원 A에 성립된 면역은 항원 A 이외에 항원, 예컨대 항원 B에는 반응하지 않는다. 그러나 동시에 자연계에 존재하는 무수한 항원에 대응할 수 있는 '다양성'도 갖추고 있다.

적응 면역에는 체액성 면역과 세포성 면역이 있다. 체액성 면역은 림프구 중 B세포, 세포성 면역은 T세포가 담당한다.

B세포와 항체에 의한 체액성 면역

생체가 지금까지 만난 적 없는 무수한 항원(예컨대 세균, 바이러스, 알레르기 유발 물질) 하나하나에 B세포가 특이적으로 반응하여 특이적인 항체를 생산한다.

항체는 면역 글로불린이라는 단백질로, B세포가 만들어낸다. 하나의 B세포는 한 종류의 항체만 생산할 수 있지만 생체는 수백만에서 수천만 종류의 B세포와 항체를 상시 갖추고 있기 때문에 어떤 항원에나 대응할 수 있다. 그리고 침입한 항원에 반응한 B세포만이 증식하여, 그 항원과 결합할 수 있는 특이적인 항체를 대량 만들어낸다.

혈액에 녹아 있는 항체가 대응하기에, 이 원리를 체액성 면역이라 부른다.

T세포에 의한 세포성 면역

세포성 면역의 주역은 T세포다. T세포는 면역 반응을 상위에서 조절한다고 알려져 있다.

미 / 니 / 지 / 식

면역 글로불린 제제

체액성 면역을 담당하는 항체는 면역 글로불린이라 불리는 혈액 내의 혈장 단백질 중 하나다. 혈액에서 만드는 약을 혈액 제제라고 하는데, 면역 글로불린은 혈액에서 추출할 수 있기에 혈액 제제에 해당한다. 이를 면역 글로불린 제제라 한다. 면역 글로불린 제제는 다양한 병원체에 대한 항체의 모음이므로, 감염증 예방과 치료에 효과가 있다.

T세포에는 면역 반응을 조절하는 사령관급 보조인 T세포와, 종양세포나 바이러스 감염세포 등을 공격하는 세포 독성 T세포(킬러 T세포)가 있다.

T세포도 B세포와 마찬가지로 하나의 T세포는 한 종류의 항원에 반응하는 항원 수용체만 가지고 있다.

침입한 항원을 잡아먹는 큰 포식세포에서 항원 수용체를 매개로 항원 제시를 받은 보조 T세포는 같은 항원에 반응하는 B세포를 활성화시킨다. 이때 마찬가지로 같은 항원 수용체를 가지는 세포 독성 T세포 역시 활성화시켜 증식시킨다.

세포 독성 T세포는 같은 항원에 감염된 자가세포를 이상 세포로 인식하여 이를 파괴한다. 바이러스에 감염된 자가세포는 그 바이러스의 항원을 표면에 제시하여 세포 독성 T세포의 항원 수용체가 인식하게 만든다. 이를 통해 감염 상태를 전달하고 파괴를 유도하는 것이다. (→76쪽)

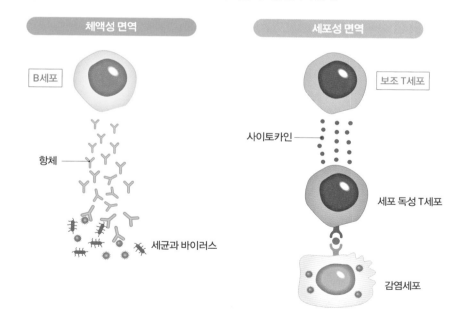

두 가지 면역 시스템

면역에는 B세포가 주역인 체액성 면역과 T세포가 주역인 세포성 면역이 있다.

체액성 면역

B세포

항체

세균과 바이러스

세포성 면역

보조 T세포

사이토카인

세포 독성 T세포

감염세포

항원이란 무엇인가

항원이 면역을 유도

자연계에는 다종다양한 항원이 존재한다. 외래 미생물(세균, 바이러스 등)이 감염을 통해 체내로 침입했을 때 그 미생물을 구성하는 성분과 미생물이 생산하는 성분(독소 등)이 항원성을 가진다. 꽃가루 등 식물성 이종 단백질도 항원이 된다.

항원이란 림프구(T세포, B세포)의 항원 수용체 또는 항체를 통해 인식되는 분자 전체에 쓰이는 호칭이다.

항원과 림프구의 항원 수용체 또는 항체와의 대응은 엄격한 특이성을 지니는데, 인식되는 항원의 표면에 있는 맞춤형 입체 구조(삼차원 구조)와 항원 수용체 또는 항체가 결합한다. 항원 전체와 결합하는 것이 아니다. 이 결합 부분을 항원 결정기 또는 에피토프(epitope)라고 한다. 일반적인 단백질로 구성된 항원에는 복수의 에피토프가 존재한다.

병원체는 완전 항원

항원에는 완전 항원과 불완전 항원이 있다.

중/요/어/구

완전 항원
항원을 생체에 투여했을 때 항체의 생산을 유도하고, 시험관 내에서도 그 항체와 특이적으로 반응하는 것을 완전 항원이라고 한다.

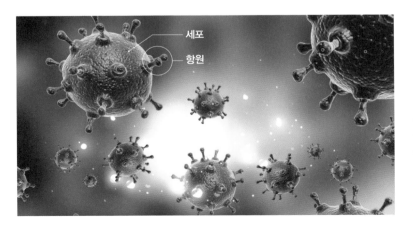

세포
항원

항원
항원은 T세포나 B세포의 항원 수용체가 결합하는 물질이다. 세균이나 바이러스 등 병원체 표면의 막 단백질이나 꽃가루 등의 이종 단백질 등이다.

세균과 바이러스 등 자연계에 존재하는 병원체는 완전 항원이다. 그 특징을 다음과 같이 꼽을 수 있다.

① 이종 유래
② 분자량이 6,000 이상
③ 복잡한 분자 구조

완전 항원에는 세균과 바이러스 등의 이종 항원이나 혈액형 항원 등의 동종 항원, 자가 항원, 장기 특이성 항원 등이 있다.

용/어/해/설

운반체 (담체)
생화학에서 운반체란, 어느 분자를 결합하여 운반 역할을 하는 분자다. 혈액에 들어 있는 혈장 단백질로서, 운반 역할을 하는 것은 알부민과 α글로불린인데 이 중에 약물과 결합하는 것은 알부민이다. 페니실린 등이 약물 알레르기를 일으키는 것은 알부민과 결합하여 완전 항원이 되기 때문이다.

불완전 항원(합텐)이란

항원 중에는 분자량이 매우 적은 물질이라도 항체를 유도하는 경우가 있다. 또 화학 물질 중에는 생체 속에서 자신의 혈액 속 단백질과 결합하여 비로소 항체 생산이 이루어지는 것이 있다. 이때 혈액 속 단백질은 운반체(carrier)라 부른다.

이처럼 단독으로는 항체 생산을 유도하지 못하지만 운반체 분자와 결합하여 비로소 항체를 유도하는 것을 합텐이라고 한다. 화학물질이 합텐이 되는 예로는 약물 알레르기를 일으키는 약물(페니실린 등)이 있다.

LABORATORY

페니실린과 약물 알레르기

약물 알레르기 반응이 많이 나타나는 예가 페니실린G(분자량=334.39, 화학식=$C_{16}H_{18}N_2O_4S$)다. 페니실린에 특이적인 IgE 항체를 가지고 있는 사람에게 투여하면 위중한 증상을 일으킨다고 알려져 있다. 페니실린이라는 화학 물질이 조직 단백질과 결합하면 마치 이종 단백질과 같은 구조로 변화하여 완전 항원이 되고, IgE 항체를 유도한다. 이때 페니실린은 합텐으로서 작용한다. 일단 IgE 항체가 생기면, 두 번째 페니실린을 투여했을 때 아나필락시스 쇼크를 일으키게 된다.

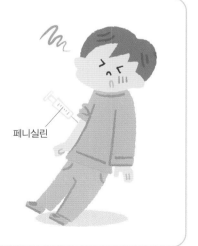

페니실린

항원의 이모저모

면역 체계를 둘러싼 항원의 종류

자연계에는 다음과 같은 여러 종류의 항원이 존재한다.

이종 항원: 이종인 세균, 바이러스, 진균, 원충 등을 구성하는 성분이 항원성을 가진 것.

동종 항원: 주조직 적합 항원(MHC), HLA 항원, 혈액형 항원 등 동종 동물 간에 유전적으로 다른 형질이 발현되어 생기는 것. 수혈, 임신, 이식 등과 관계되어 있다.

자가 항원: 자기의 생체 구성 성분에서 유래한 것. 자기에 대한 항원성을 발휘하는 항원으로 자가 면역 질환의 원인이 된다.

장기 특이성 항원: 종에 관계없이 장기에만 공통적으로 존재하는 항원. 예컨대 사람과 돼지, 사람과 침팬지와 같이 종을 초월하여 어떤 장기에 공통적으로 보이는 항원이다.

미/니/지/식

뱀독과 항원

반시뱀, 살무사, 유혈목이 등 세 종류의 독뱀은 뭍에 서식한다. 반시뱀 및 살무사에 물렸을 때는 말을 이용해 얻은 항독소(항체를 포함한 혈청)로 치료한다. 각각의 뱀독에 대한 항체 반응은 특이성이 상당히 높다. 즉 반시뱀 항독소는 반시뱀 독만 중화시키고 살무사 독은 중화시키지 못한다.

▶145쪽

LABORATORY

자가 항체를 유도하는 항원

아무런 관련 없는 항원에 대해 항체가 반응하는 경우가 있다. 화농성연쇄상구균의 표면 단백질 중 하나가 사람 심근의 단백질(미오신이나 트로포미오신)과 공통된 항원성을 가지고 있다고 알려져 있다. 원래 비자기인 세균이므로 생체는 이에 대해 특이적 항체를 생산한다. 이 항체가 자가(여기서는 심근을 구성하는 미오신이나 트로포미오신) 반응성 항체로서 작용함으로써, 류머티즘열 등의 자가 면역 질환의 발증에 관여한다고 알려져 있다.

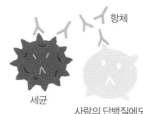

항체

세균

사람의 단백질에도
같은 항체가 결합

혈액형과 항원

항원이 가지는 성질을 면역학적으로 종특이성(species specificity)이라고 하며 이를 동종 특이성(allospecificity)이라 부르는 경우도 있다. 이 대표적인 예가 사람의 ABO식 혈액형이다. 동종 항원 중 하나인 ABO식 혈액형은 혈액 속에 들어 있는 적혈구의 항원과 항체(면역 글로불린)의 종류에 따라 혈액형을 판정하는 것이다.

적혈구 표면에 존재하는 항원으로서, 모든 혈액형에 공통으로 존재하는 H항원은 사람의 적혈구에만 존재하는 특이적 항원이며 다른 영장류에는 없다. 이때 종특이성이 있다고 말한다.

또 같은 종인 사람 간에도 ABO 혈액형에서는 서로 다른 형(A형 또는 B형 등)을 가지고 있다. 이러한 경우를 두고 동종 특이성이 있다고 말한다.

용 / 어 / 해 / 설

H항원
적혈구의 세포막에는 표면 항원이 250종도 넘게 존재한다. 그중에서 대표적인 항원이 A형, B형, H형이다. 혈액형을 A, B, O로 명명한 것은 편의상 그렇게 한 것일 뿐 O형인 사람의 표면 항원은 H형(O형이 아니라)이다.

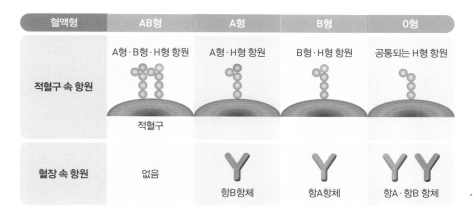

항원과 ABO식 혈액형

사람 ABO식 혈액형은 적혈구 표면에 존재하는 항원의 종류에 따라 판정한다.

혈액형	AB형	A형	B형	O형
적혈구 속 항원	A형·B형·H형 항원	A형·H형 항원	B형·H형 항원	공통되는 H형 항원
혈장 속 항원	없음	항B항체	항A항체	항A·항B 항체

적혈구의 표면에 A항원이 있으면 A형, B항원이 있으면 B형, A와 B 항원이 모두 있으면 AB형이 되며, AB 항원이 모두 없는 경우 O형으로 판정한다.

또 각각의 혈액 속에는 자신의 형 이외의 적혈구 항원에 반응하는 항체가 존재한다. 항A항체와 항B항체로, 어느 쪽 항체도 없다면 AB형 혈액이다. H형 항원은 적혈구에 공통이므로 항체가 존재하지 않는다. 그래서 O형 혈액은 어느 혈액형에나 수혈할 수 있다고 알려져 있었으나, 항A·AB항체를 가지고 있다. 수혈하는 혈액량이 적으면 그 항체의 상대 적혈구에 대한 영향이 적기 때문인데 현재 수혈은 혈액형의 일치가 원칙이다.

면역 체계를 육성하는 림프 조직

면역세포는 어디에서 자랄까?

면역 체계를 관장하는 주된 세포는 림프구다. 여기에는 B세포와 T세포라는 두 종류의 림프구가 있다.

B세포는 침입해 들어온 항원에 대응하여 항체를 생산한다. T세포에는 각기 다양한 기능을 하는 여러 종류가 있는데, 크게 B세포를 활성화하여 항체 생산을 촉진하는 보조 T세포와 종양세포나 바이러스 감염세포를 공격하는 세포 독성 T세포(킬러 T세포)의 두 무리로 나눌 수 있다.

혈액세포로서의 림프구는 우리 몸속의 어디에서 생겨나 분화하고 성숙하는 것일까?

생성은 다른 모든 혈액세포(적혈구나 백혈구)와 같이 조혈이 이루어지는 골수에서 이루어진다고 알려져 있다. 그렇다면 어디에서 자라날까?

가슴샘과 파브리치우스낭

밀러 등은 쥐와 병아리를 이용한 유명한 실험을 통해, 가슴샘과 파브리치우스낭(조류)이 면역세포를 키우는 장소임을 밝혀냈다. 골수에서 태어난 림프구계 전구세포는 가슴샘을 거쳐 T세포가 되고 조류는 파브리치우스낭을 거쳐 B세포로 분화·성숙해 나간다.

사람에게는 파브리치우스낭이 존재하지 않는다. 그래서 B세포는 골수에서 태어난 뒤 골수 내에서 성숙한다. T세포가 되는 세포는 가슴샘으로 가서 가슴샘 내에서 성숙한다.

B세포는 골수(Bone marrow)에서, T세포는 가슴샘(Thymus)에서 유래하기에 첫 철자를 따 B세포, T세포라고 부른다.

림프구를 성장시키는 곳을 림프 조직이라고 하며, 골수와 가슴샘을 중추 림프 조직이라 부른다. 림프 조직을 나온 림프구는 혈관과 림프관을 따라 온몸을 순환한다.

미/니/지/식

밀러의 실험

밀러 등은 새끼 쥐의 바이러스에서 가슴샘을 제거하고 면역 반응을 관찰한 결과 T세포의 기능인 이식 면역 기능의 저하, 지연형 과민증(지연형 알레르기)의 억제 현상을 발견해냈다. 한편 병아리(닭)의 파브리치우스낭 적출 실험에서는, B세포에 의한 항체 생산이 현저히 줄었으나 이식 면역 기능은 유지된다는 것이 관찰됐다. 그 결과에서 가슴샘은 T세포의 기능, 파브리치우스낭은 B세포 기능에 각각 밀접하게 연관되어 있음이 밝혀졌다.

림프 조직과 림프관

림프 조직에서 성숙·분화한 림프구는 혈관과 림프관을 통해 몸 전체를 순환한다.

사람의 몸에는 혈관이 그러하듯 림프관도 몸 전체에 퍼져 있다. 림프관은 정맥을 따라 주행하는데, 모세혈관에서 스며 나온 혈액의 일부가 사이질액이 되고 모세 림프관으로 흘러든다. 림프관을 흐르는 림프액은 사이질액이며, 림프구와 혈장 단백질은 포함하고 있지만 적혈구는 포함하지 않는다. 림프관은 빗장밑 정맥에서 혈관과 결합하고 이곳에서 림프액이 혈액으로 합류한다. 골수, 가슴샘, 림프샘, 지라 등이 림프 조직이다.

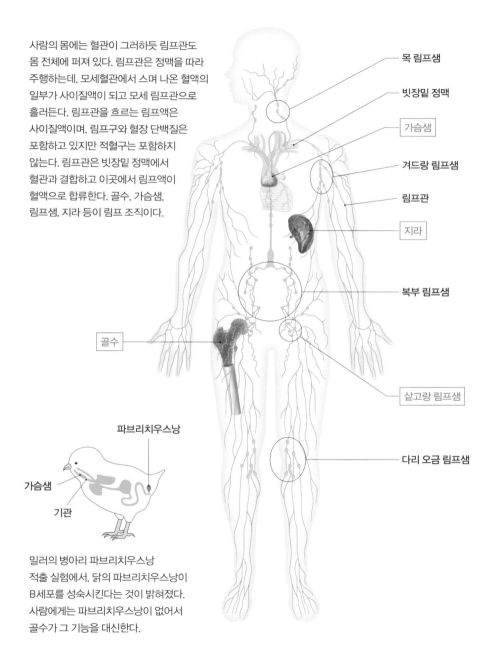

- 목 림프샘
- 빗장밑 정맥
- 가슴샘
- 겨드랑 림프샘
- 림프관
- 지라
- 복부 림프샘
- 샅고랑 림프샘
- 다리 오금 림프샘
- 골수

파브리치우스낭

가슴샘

기관

밀러의 병아리 파브리치우스낭 적출 실험에서, 닭의 파브리치우스낭이 B세포를 성숙시킨다는 것이 밝혀졌다. 사람에게는 파브리치우스낭이 없어서 골수가 그 기능을 대신한다.

중추 림프 조직

림프구 계통 줄기세포에서 생겨난 미성숙 림프구(T세포나 B세포)가 항원과 특이적으로 반응할 수 있는 항원 수용체를 획득하기 위한 성숙과 분화의 장을 중추 림프 조직이라고 한다.

중추 림프 조직은 골수와 가슴샘이다.

말초 림프 조직은 기능적으로 성숙한 림프구가 항원과 반응하여 수적으로 증가해나가는 장으로, 림프샘과 지라다.

가슴샘은 T세포의 엄격한 훈련 기관

가슴샘(Thymus)은 가슴 안에 위치한다. 복장뼈의 뒤, 심장 앞에 위치한다. 좌우 소엽으로 구성되며 소엽은 구조적으로 겉질과 속질로 나뉜다.

골수에서 생성된 미성숙 T세포의 전구세포는 가슴샘의 겉질로 이입된다. 겉질의 상피세포가 형성하는 그물눈 속에는 기능적으로 미성숙하여 면역 반응을 갖추지 못한 림프구가 다수 존재한다.

속질에는 수는 적으나 성숙한 림프구가 존재하며, 이들은 완전한 기능을 갖춘 T세포로서 말초 조직으로 나간다. 속질에서는 림프구 외에 큰 포식세포나 가지세포 등 항원 제시 능력을 가진 세포도 확인된다.

가슴샘 안에서 T세포는 항원을 특이적으로 인식하기 위해 필요한 항원 수용체를 획득하고, 천문학적인 다양성에 대응할 수 있도록 훈련받는다. 자기(자가 항원)에 대해서는 반응하지 않는 훈련도 받아 말초로 나간다. (→70쪽)

훈련에 통과하지 못한 T세포는 가슴샘 안에서 사멸되어 밖으로 나가지 못한다.

용/어/해/설

가슴샘

가슴샘은 나이가 듦에 따라 크게 변화하는 장기다. 10대에 가장 크고 이후 점차 퇴축하여 80대에는 2분의 1 정도로 줄어든다. 고령이 되면 면역 기능이 떨어져 감염증에 노출되기 쉬운데, 그 이유는 가슴샘이 퇴축되면서 T세포의 성숙에 영향을 주기 때문으로 알려져 있다.

가슴샘은 겉질과 속질로 나뉘며 겉질에서 미성숙 T세포가 훈련받는다.

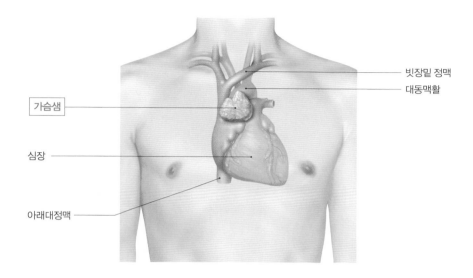

빗장밑 정맥
대동맥활
가슴샘
심장
아래대정맥

가슴샘의 단면

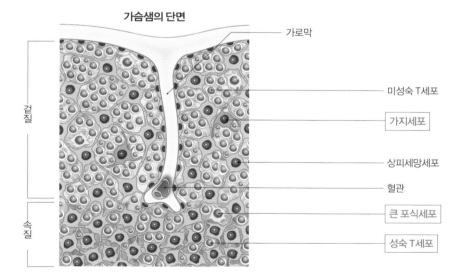

가로막
미성숙 T세포
가지세포
상피세망세포
혈관
큰 포식세포
성숙 T세포

겉질
속질

가슴샘은 겉질과 속질로 나뉘는데 겉질에는 미성숙 T세포의 전구세포가 상피세포의 그물눈 속에 다수 채워져 있다. 속질에는 성숙 T세포가 상피세포 사이에 소수 존재하며 혈액 속으로 분비된다.

골수는 B세포의 분화와 성숙의 기지

혈액의 세포(혈구)를 생산하는 것을 조혈이라고 한다. 조혈이 이루어지는 곳이 바로 골수다. 앞에서 설명했듯이 백혈구, 림프구, 적혈구 등은 모두 조혈모세포에서 만들어진다. 조혈모세포가 있는 곳이 골수다.

골수가 림프구 계통 전구세포의 공급원이 된다. B세포로 분화하는 것과 관련해서는 (병아리의 파브리치우스낭과 마찬가지로) 골수가 분화와 성숙의 기능을 하는 것으로 보인다.

B세포는 골수 내 줄기세포에서 프리 B세포로, 다시 표면에 항원 수용체(항체)를 발현시킨 성숙 B세포로 분화해 나간다. (→52쪽)

골수는 혈맥굴이 풍부한 조혈 조직이다. 조혈 기능을 하는 적색 골수와, 조혈 기능을 잃고 지방화된 황색 골수 두 가지가 존재한다. 유아기에는 전신의 뼈에 적색 골수가 있으나, 연령의 증가와 함께 사지의 뼈는 차츰 황색 골수로 바뀐다.

B세포의 분화

B세포는 골수 내에서 줄기세포로부터 분화하여 표면에 항원 수용체(항체)를 가지는 성숙 B세포가 된다.

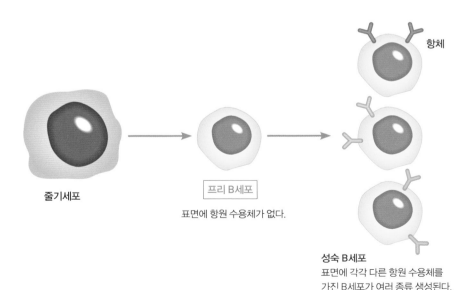

항체

줄기세포

프리 B세포
표면에 항원 수용체가 없다.

성숙 B세포
표면에 각각 다른 항원 수용체를 가진 B세포가 여러 종류 생성된다.

다만 조혈 기능이 있는 적색 골수는 모든 뼈에 존재하는 것이 아니라 복장뼈, 갈비뼈, 척추뼈, 골반뼈 등 주로 체간의 중심부에 있는 뼈에 존재한다. 넙다리뼈 등의 긴뼈는 출생 후 얼마간은 조혈 기능을 하지만 20대 후반이 되면 넙다리뼈도 조혈 기능을 잃고 차츰 황색 골수로 바뀐다.

골수의 구조

골수에는 조혈모세포가 존재하며, 림프구를 포함해 모든 혈구세포가 이곳에서 만들어진다.

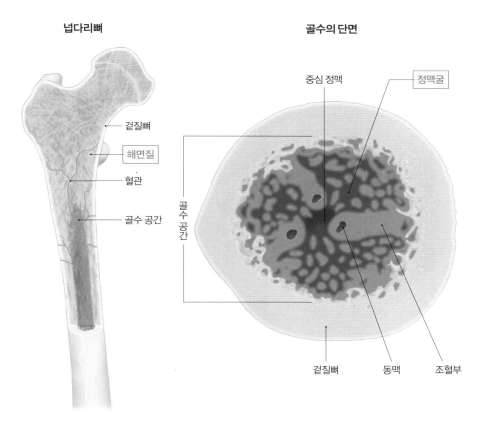

넙다리뼈

- 겉질뼈
- 해면질
- 혈관
- 골수 공간

골수의 단면

- 중심 정맥
- 정맥굴
- 골수 공간
- 겉질뼈
- 동맥
- 조혈부

골수는 단단한 겉질뼈로 둘러싸인 조혈 조직이다. 골수 속의 조혈부에는 조혈모세포가 존재하며, 백혈구나 적혈구 등 모든 혈구세포는 이 줄기세포에서 분화하여 만들어지고 내보내진다. 골수로 들어간 동맥은 많은 모세관으로 갈라져 정맥굴로 이어지고, 중심 정맥으로부터 정맥이 되어 뼈에서 나온다. 혈구세포는 조혈부에서 정맥굴로 들어가 전신을 돈다.

말초 림프 조직

림프샘은 면역 계통의 문지기

림프액은 사이질액이 모세 림프관에 유입된 것으로, 전신을 돌다가 마지막에는 빗장밑 정맥으로 들어가 혈액과 합류한다. 림프관은 입구에서 출구로 한 방향으로 흐르는 열린계로, 혈액(혈관 속만 순환하는 닫힌계)과 달리 림프액은 전신의 세포와 접한다.

림프샘은 림프액을 회수하여 정맥으로 되돌리는 림프관 계통 중간에 위치한다. 림프샘은 그물 조직의 주머니 속에 림프구가 채워진 형태의 조직이다. 외상이나 감염에 의해 비자기인 이물이 조직 내로 침입했을 때 그것이 혈관을 타고 전신을 순환하기 전에 확인해서 거르는 문지기 역할을 한다. 즉 세균 등 이물을 집적·농축하여 큰 포식세포에게 탐식시켜 항원 제시를 함으로써 면역 반응을 일으킨다.

림프샘은 크게 겉질과 속질로 나뉜다. 겉질에는 B세포가 모여 있는

용/어/해/설

사이질액

세포와 세포의 틈, 조직과 조직 사이를 메우고 있는 액체. 모세혈관에서 침출된 혈액 일부가 사이질액이 된다. 사이질액은 각 세포의 틈새를 비집고 들어와 영양분을 공급하고 동시에 세포에서 노폐물을 수거해 다시 모세혈관으로 흡수된다. 그중 일부는 모세 림프관으로 흡수된다.

LABORATORY

림프샘의 부종

몸의 표면 가까이에 있는 림프샘은 감기에 걸리거나 다치면 붓곤 한다. 귀의 앞뒤나 목덜미, 다리 연결 부위(샅굴 부위) 등의 림프샘이 부으면 만졌을 때 멍울이 느껴져 금방 알 수 있다.

림프샘이 붓는 이유는 몸속에 들어온 감기 바이러스나 세균이 '문지기'인 림프샘에서 저지당해 그것을 공격하기 위해 백혈구와 림프구가 모여들어 싸운 결과다. 대체로 면역세포가 이기기 때문에 살짝 부었다면 신경 쓰지 않아도 된다.

부종이 크고 시간이 지나도 가라앉지 않으면 병일 수 있으니 진찰을 받자.

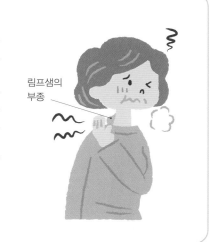

림프샘의 부종

림프 소포가 존재한다. 때로는 항원 자극을 받아 중심부의 세포에서 유약화 현상이 일어나 배(胚) 중심이 형성된 2차 림프 소포가 관찰된다.

속질은 속질끈과 속질굴로 이루어져 있으며, 속질끈에서 항원에 반응해 항체를 생산하는 B세포(형질세포)가 확인된다.

림프샘의 구조

림프샘은 림프액의 필터로, 백혈구와 림프구가 모여 침입해 들어온 세균 등을 파괴한다.

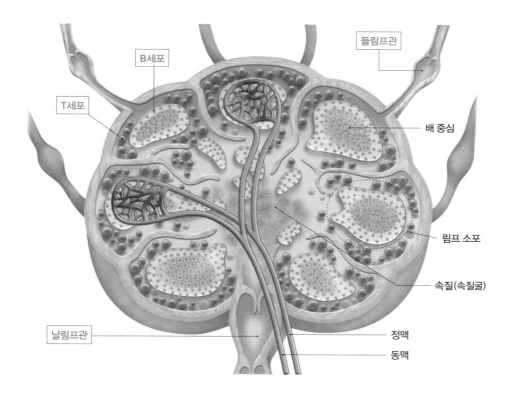

림프샘에는 복수의 들림프관을 통해 림프액이 유입되고 반대쪽의 날림프관을 통해 나간다. 날림프관 쪽으로 동맥과 정맥이 드나든다. 림프샘은 표층인 겉질과 심부인 속질로 나뉜다. 겉질의 림프 소포는 B세포가 증식하는 부분이다. 그 중심에는 아(芽)세포 집단이 있으며, 배 중심이라 불린다. 림프 소포의 주위에는 T세포가 존재한다. 속질에는 항체를 생산하는 B세포(형질세포)와 T세포, 큰 포식세포 등이 모인다. 바이러스나 세균이 침입하여 B세포나 T세포가 공격을 개시하면 림프샘이 부어오르기도 한다.

지라는 혈액의 필터

지라는 혈액(정맥혈)의 필터 역할을 하는 림프 장기다. 혈액 속으로 침입한 외래 이종을 집적·농축하여 항원을 제시한다. 림프샘이 림프액의 필터이듯 지라는 혈액의 필터인 셈이다.

지라는 주먹만 한 크기의 부드러운 장기로, 구조적으로는 백색 속질과 적색 속질로 나뉜다. 적색 속질 안에 백색 속질이 섬처럼 존재한다.

혈액의 직접적인 필터 역할을 하는 것은 적색 속질이다. 적색 속질에서 혈액이 여과되어, 혈액 속의 불필요한 이물이 걸러진다.

적색 속질에는 큰 포식세포 등 식작용을 하는 세포가 존재하며, 세균이나 바이러스를 제거할 뿐 아니라 적혈구의 상태도 확인한다. 이때 오래되었거나 손상되어 기능을 잃은 적혈구는 파괴한다.

적색 속질에는 세균과 바이러스 등의 항원 자극에 따라 항체를 생산하는 B세포(형질세포)도 출현한다.

백색 속질에서 면역세포가 동원된다

백색 속질은 연대(緣帶)라는 그물 조직에 감싸여 있어 적색 속질과의 경계가 확실히 구분된다.

백색 속질에는 림프 소포가 존재한다. 그 구조와 기능은 림프샘과 같으며, B세포계가 구성 세포다. 백색 속질을 지나 중심 동맥의 주위에는 주로 T세포가 있다. 연대는 조밀한 그물 구조로 되어 있으며 큰 포식세포가 존재한다.

세균이나 바이러스에 감염되면 면역세포의 공급 기지인 백색 속질에서 B세포나 T세포 등이 동원되어, 몸속에 침입한 외적을 혈액 속에서 파괴시킨다.

지라는 혈액 속 이물을 제거하는 혈액의 필터 역할을 한다.

지라

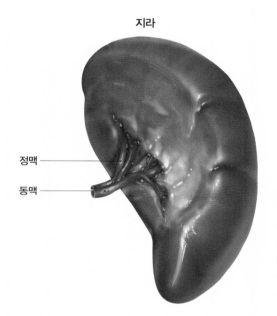

정맥 ——

동맥 ——

지라의 단면을 보면 적색 속질과 백색 속질로 나뉘어 있다. 적색 속질 속에 백색 속질이 섬처럼 존재하는 구조다. 백색 속질에는 림프 소포가 있으며, B세포가 결집해 있어 그 주위에는 T세포가 다수 존재한다. 적색 속질에는 항체를 생산하는 B세포(형질세포)가 출현한다.

지라의 구조

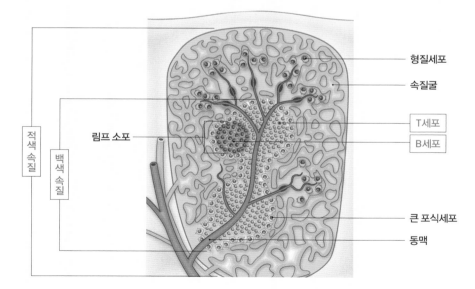

적색 속질

백색 속질

림프 소포 ——

형질세포

속질굴

T세포

B세포

큰 포식세포

동맥

B세포의 작용

항원 수용체가 항체가 된다

B세포와 항체는 체액성 면역의 주역이다. B세포 표면에 존재하는 B세포 항원 수용체(BCR: B cell receptor)는 항원이 결합하는 항원 수용체로서 기능한다.

하나의 B세포는 하나의 항원만 대응할 수 있는 항원 수용체를 가지고 있다. 자연계에 존재하는 다양한 항원에 대응하기 위해서는 B세포 항원 수용체의 레퍼토리도 방대해야 한다. 생체는 B세포가 만들어내는 과정의 유전자 재조합이라는 원리를 통해 수용체의 다양성을 실현한다. (→102쪽)

B세포 항원 수용체는 항체(면역 글로불린) 그 자체다. 항원 자극을 받으면 그 항원에 특이적으로 반응하는 B세포만이 성숙·분화하여 증식한다. 그 과정에서 세포막 표면에 있던 항체는 분비형으로 바뀐다. 증식한

용/어/해/설

형질세포

항원 제시를 받은 B세포가 분화하여, 항체를 생산·분비할 수 있도록 된 세포. 플라스마 세포라고도 불린다. 항원에 자극받은 림프샘에 다수 보인다.

LABORATORY

B세포가 다양성을 넓히는 또 하나의 원리

항체의 다양성은 B세포가 만들어지는 초기 단계에서 생기는 유전자 재조합에 의해 일어나는데, 그뿐 아니라 항원 자극을 받은 뒤에도 항체 가변부에 다양성을 획득하는 기구가 존재한다. H사슬 및 L사슬의 가변부 유전자 속에만 고빈도로 일어나는 점 돌연변이(체세포 고빈도 돌연변이)로 만들어진 항체(항원 수용체)가 원래 항체 이상으로 항원에 대해 친화성이 높은 경우에는 그 변이한 항원 수용체를 보유한 B세포가 양성 선택을 받아 증식(클론의 확대)하여, 항체 생산 세포로 성숙한다. 이 현상은 '친화성 성숙'이라 불리는 B세포 특유의 다양성 획득 기구다.

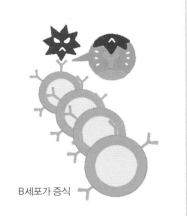

B세포가 증식

B세포는 최종적으로 항체를 생산하는 형질세포로 분화하여, 항체를 대량으로 합성·분비하여 침입해 들어온 적(항원)을 공격하는 면역 반응을 완성시킨다.

B세포의 항원 인식

B세포는 항원 수용체(항체)의 항원 결합 부위에 항원이 결합함으로써 항원을 인식하게 된다. 항체의 기본 구조(→56쪽)에서 알 수 있듯 Y자 모양의 H사슬과 L사슬의 가변부(V영역)가 항원 결합 부위다.

항원 결합 부위는 단백질로 이루어진 입체 구조이며 항원의 일부 입체 구조와 열쇠와 열쇠구멍처럼 합치하는 관계에 있다.

항원 수용체에 항원이 결합하면 그 자극이 세포 내로 전달되고(세포 내 신호 전달) B세포를 활성화시켜 증식과 분화를 유도한다.

그러나 이 증식과 분화는 B세포 단독으로 이루어지는 것이 아니라 보조 T세포의 도움이 필요하다. 그 원리를 살펴보자.

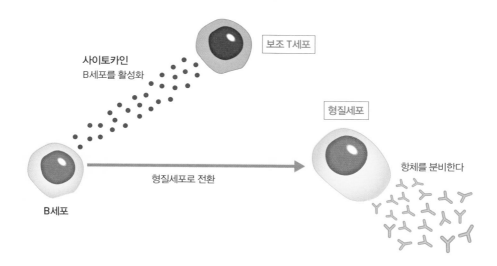

B세포의 항체 생산

B세포는 보조 T세포가 분비하는 사이토카인의 지령을 받아 항체를 생산하는 형질세포로 전환된다.

보조 T세포

사이토카인
B세포를 활성화

형질세포

B세포

형질세포로 전환

항체를 분비한다

B세포의 증식을 돕는 T세포

B세포는 항원 수용체와는 별개로 그 표면에 주조직 적합 항원(MHC)이라 불리는 자가세포에 공통된 항원을 가지고 있다.(→60쪽) B세포가 보유하고 있는 것은 그중 MHC 클래스Ⅱ라는 분자다.

항원 수용체에 항원이 결합하면 B세포는 그 항원을 세포 안으로 유입시켜 분해하고, 그 조각을 MHC 분자에 끼워넣어 세포 표면에 제시한다.

보조 T세포가 가지는 T세포 항원 수용체(TCR)는 B세포의 경우와 달리 항원을 직접 인식하지는 못한다. 즉 항원 그 자체가 아니라 항원 제시 세포(큰 포식세포나 가지세포 등)의 표면에 있는 MHC 분자와 그 분자에 끼워진 항원 펩타이드(단백질 조각)를 인식하는 것이다.

항원 제시 세포로부터 항원을 공부한 보조 T세포는 같은 항원에서 자극을 받은 B세포만을 인식한다. 항원 제시 세포의 경우와 마찬가지로 T세포 수용체는 B세포 표면의 MHC 분자와 거기에 끼워진 항원 펩타이드를 인식하여 B세포의 증식·분화를 돕는 사이토카인을 분비, 항체 생산을 촉진한다.

항원을 기억하는 기억 B세포

또한 B세포는 체내에 침입한 세균이나 바이러스 등의 항원을 기억하는 중요한 역할도 한다. 한 번 침입했을 때 면역 반응에 참여한 B세포 중 일부는 항원을 기억한 기억 B세포로서 오랜 기간 생존한다. 기억 B세포는 같은 항원이 다시 침입했을 때 재빠르게 반응하여 신속하게 항체 생산 세포(형질세포)로 분화, 항체를 분비한다.

병원체가 재차 침입했을 때 증상을 일으키기 전에 파괴시키는 작용을 하여 생체를 지킨다.

용 / 어 / 해 / 설

T세포 항원 수용체
수용체는 두 개의 폴리펩타이드 사슬(α사슬과 β사슬)로 구성되어 있으며 T세포의 막 표면에 튀어나와 있다. 항원 그 자체와 직접 결합하지는 않는다. 두 개의 사슬 끝 부분에 항원 제시 세포의 MHC 분자와 거기에 결합된 항원 펩타이드를 인식하는 부위가 있다. MHC 분자의 협력 없이는 항원을 인식하지 못하기에 이것을 MHC 구속성이라고 한다.

B세포 항원 수용체에 항원을 결합시킨 B세포는 항원을 흡입·분해하여 MHC 분자와 함께 T세포에 항원을 제시한다.

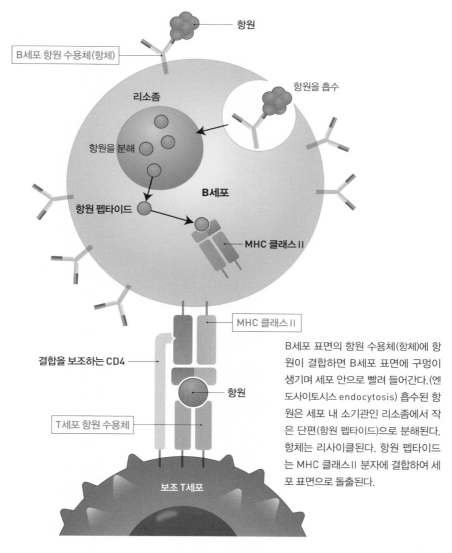

보조 T세포 표면의 T세포 수용체는 항원 그 자체를 직접 인식하지는 못하며 B세포의 MHC 분자와 거기에 결합된 항원 펩타이드를 인식한다. T세포 수용체의 끝부분이 MHC 분자와 항원 펩타이드와 느슨하게 결합할 수 있게 되어 있다. 이때 CD4라는 보조 수용체의 도움을 받아 더 강고하게 결합한다. CD4는 MHC 분자에 결합한다. 결합이 완료되면 보조 T세포는 B세포의 증식과 분화를 촉진하는 사이토카인을 분비한다.

B 세포의 탄생과 성장

골수 안에 존재하는 다능성 조혈모세포 가운데 림프구 계통으로 방향을 잡은 줄기세포에서 B세포가 분화한다. 하나의 B세포는 한 종류의 항원에 대응하는 항원 수용체만 가지고 있다. 이 항원 수용체가 면역 글로불린(항체)이다. 무수한 항원에 대응하기 위해서는 매우 다양한 종류의 B세포가 있어야 하는데, 생체는 그것을 가능하게 하는 유전자 재조합이라는 체계를 가지고 있다. (→102쪽)

B세포는 항원 자극을 받아 클래스 변환

골수 안에서는 프리 B세포가 항원 수용체(세포 표면의 IgM)를 보유하는 미성숙 B세포로 분화한다. 그러면 IgM의 H사슬 C영역(불변부)에서 아이소타입 변환이 이루어져 세포막 표면에 IgM와 IgD를 모두 갖춘 더 성숙한 B세포가 되어 골수에서 림프 조직으로 나간다. 여기까지의 B세포의 분화·성숙 과정은 항원의 관여가 없는 상태에서 일어난다.(항원 비의존기)

B세포에 항원 자극이 일어났을 때, 항원과 결합할 항원 수용체를 보유하고 있는 B세포는 아이소타입 전환에 의해 클래스 변환이 일어나고, 각종 Ig를 생산하는 항체 생산 세포로 분화·성숙한다.(항원 의존기)

항원과 상보 관계에 있는 B세포는 항원 자극을 통해 활성화하여 증식(클론의 확대)한다. 이때 B세포 단핵구에서는 활성화와 클론의 확대가 일어나지 않는다. 그래서 보조 T세포에 의한 도움이 필요하다. 동일 항원의 자극을 받은 보조 T세포는 스스로 생산한 사이토카인(인터류킨)을 이용해 B세포를 활성화하여 최종적으로 항체 생산 세포(형질세포)로 분화시킨다. B세포는 외래 항원을 인식하여 대응하는 것이 가장 중요하다. B세포라도 자가 항원에 반응하는 B세포는 사멸되어 자가 면역 반응을 저지하는 것으로 알려져 있다.

중/요/어/구

인터류킨 interleukin
T세포 등이 생산·분비하는 사이토카인의 총칭으로 약칭은 IL. 번호가 붙는데 IL-1에서 IL-18까지 확인되었으며 다양한 기능을 한다. 보조 T세포가 B세포의 활성화와 증식을 위해 분비하는 것은 IL-4, IL-5, IL-6 등이다.

미/니/지/식

림프구의 놀라운 능력
항원 자극을 받지 않는 림프구는 소형 림프구 형태로 존재한다. 이 림프구가 항원 자극을 받으면 대형 유약 세포로 분화하여 분열을 시작하고 클론의 확대가 일어난다. 이것을 림프구 유약화 현상이라고 한다. 예컨대 백혈구는 최종 분화한 형태로 자극을 받아도 증식하지 않는다. 림프구는 줄기세포와 같은 기능을 가지고 있어서 면역 반응이 필요할 때 클론의 확대를 일으켰다가 반응이 종료되면 다시 소림프구로 생체 내에 남는다. 이 소림프구는 기억 세포로서 존재하며 여러 차례 클론을 확대할 수 있는 능력을 지니고 있다. 이것이 림프구가 가진 힘이다.

B세포의 분화와 면역 글로불린의 발현

골수에서 나온 미성숙 B세포는, 림프샘 등에서 항원 자극을 받아 항체 생산 세포가 된다.

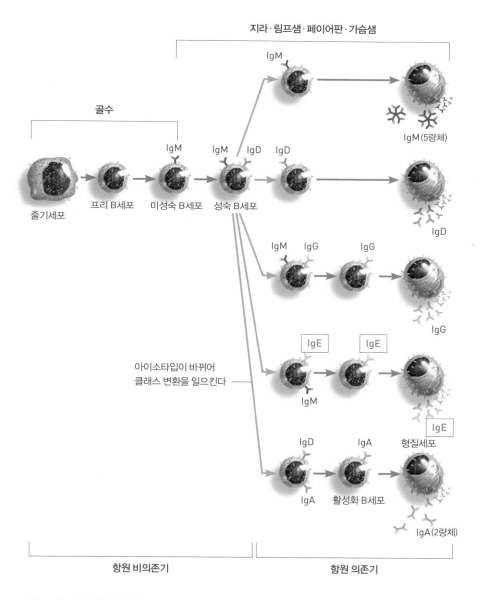

성숙 B세포는 항원 자극을 받아 클래스 변환을 일으키므로 각 Ig는 H사슬의 C영역(불변부)은 변형되지만 항원과 결합하는 V영역(가변부)은 모두 동일하다.

면역 체계의 원리   053

B 세포와 자가 면역 관용

자기에게 반응하는 B세포를 파괴

B세포 표면의 다양한 B세포 항원 수용체(BCR)의 분화는 무작위로 이루어져 외래 항원뿐 아니라 자기 분자에 특이적으로 반응하는 수용체도 만들게 된다. 그러나 실제로 자기에 반응하는 B세포는 대부분 존재하지 않는다. 왜냐하면 생체는 자가 반응성 B세포를 미성숙 시기에 제거하는 체계를 갖추고 있기 때문이다. 이것을 면역에서 자가 관용(자가 면역 관용)이라고 한다.

골수에서 일어나는 중추성 자가 (면역) 관용

골수에서 미성숙 B세포가 자가세포 표면의 항원(MHC 분자 등)을 인식하는 BCR을 발현했을 때에는 아폽토시스(세포 자멸)를 일으키거나(클론의 소실) 재차 유전자 재구성을 통해 다른 형상을 한 자기에게 대응하지 않는 BCR을 발현한다. 뿐만 아니라 미성숙 B세포가 가용성 자가 항원(혈액 속 단백질 등)을 인식하는 BCR을 발현했을 때는 그 항원에 대해 항체가 반응하지 않는 무반응 상태(anergy)가 된다.

그러나 미성숙 B세포가 가용성 자가 항원에 저친화성(결합이 약함) BCR을 발현했을 때는 성숙한 말초로 이행한다. 단, 자가 항원이 존재해도 저친화성이기 때문에 BCR과의 결합이 약해서 활성화하지 못한다. 이러한 반응은 골수 안에서 일어나기에 중추성 자가 (면역) 관용이라고 부른다.

림프샘에서 일어나는 말초성 자가 (면역) 관용

만일 가령 골수 안에서 자가 관용을 회피한 자가 반응성 BCR을 가진 B세포가 말초로 이행하면 어떤 일이 생길까?

보통 림프샘에서 B세포는 T세포 영역을 지나다가 그 영역에서 특이

중 / 요 / 어 / 구

무반응
면역 반응에서 항원 항체 반응이 일어나지 않는 상태를 말한다. 즉 항원에 항체가 결합하지 않는 상태다. B세포 표면의 수용체(BCR)는 항체라서 이때 B세포가 항원에 반응하지 않는 상태를 말한다. 영어로는 anergy이며 energy와 상대되는 용어.

적 항원과 만나면 활성화되어 B세포 소포로 이동한다. 그러나 자가 항원에 특이적인 BCR을 가진 B세포는 T세포 영역에서 나오지 못한다. 왜냐하면 외래 항원에 반응하는 B세포의 경우 그 항원에 반응하는 보조 T세포가 T세포 영역에 존재하여 B세포의 분화·증식을 돕는데, 자가 항원에 반응하는 B세포의 경우 자가 항원에 반응하는 보조 T세포가 존재하지 않으므로 T세포의 도움을 받지 못하기 때문이다. 자가 항원 반응성 B세포는 생존에 필요한 신호를 보조 T세포로부터 받지 못해 아폽토시스를 일으켜 제거된다. 이러한 반응은 림프샘에서 일어나기에 말초성 자가 (면역) 관용이라고 부른다.

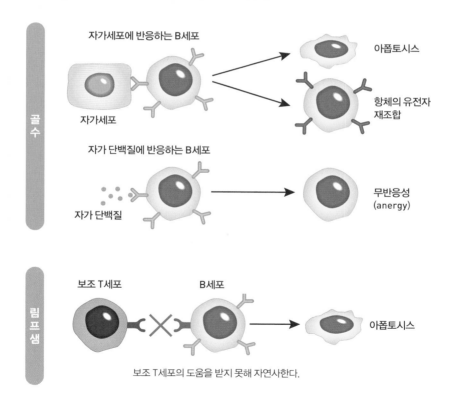

B세포의 자가 면역 관용 원리

자가세포에 반응하는 B세포는 골수와 림프샘에서 파괴된다.

골수

자가세포에 반응하는 B세포

자가세포

아폽토시스

항체의 유전자 재조합

자가 단백질에 반응하는 B세포

자가 단백질

무반응성 (anergy)

림프샘

보조 T세포

B세포

아폽토시스

보조 T세포의 도움을 받지 못해 자연사한다.

항체의 기본 구조

Y자 모양의 항체

면역 글로불린(Ig: immunoglobulin)은 B세포가 생산하는 항체를 말하며, 생체의 체액성 면역에 중요한 역할을 담당한다. 항체는 병원체의 항원에 결합하여 이것을 무력화함과 동시에 호중구와 큰 포식세포 등이 포식하기 쉽게 만든다. 이를 옵소닌 작용이라고 한다.

항체 Ig 분자는 당단백질로 이루어져 있다. 항체의 기본 구조는 폴리펩타이드 사슬인 두 개의 긴 H사슬(Heavy chain)과 두 개의 짧은 L사슬(Light chain)이 디설파이드 결합으로 결합된 다중 구조로 Y자 모양이다.

항원과 결합하는 가변부(Variable region: V영역)와 도움체나 세포막에 결합하는 불변부(Constant region: C영역)로 나뉜다.

가변부는 항체가 만들어지는 과정에서 유전자 재조합이 일어나는 부분으로 무수한 변형을 낳아 어떠한 항원이 침입해 들어와도 대응할 수 있다.

항체는 B세포의 항원 수용체

B세포는 그 세포막 표면에 항원 수용체(BCR)인 항체를 가지고 있다. B세포의 표면에는 이 항체가 수만에서 십수만 개 존재한다고 알려져 있다. 항원 수용체인 항체는 Y자형 끝의 가변부 바깥쪽을 향해 있어 세균이나 바이러스 등의 항원이 침입해오면 이 가변부에 결합한다.

항원이 결합하면 그 자극에 의해 B세포의 활성화와 증식이 시작된다. 앞에서 말한 대로 이때 보조 T세포의 도움이 필요하다.

중/요/어/구

옵소닌 작용

바이러스나 세균, 미생물 등 항원에 항체와 도움체가 결합하여 호중구와 큰 포식세포 등 식세포가 잘 흡수하도록 만드는 작용. 식세포는 항체의 불변부(C영역)에 결합할 수 있는 수용체를 가지고 있어서 항체를 매개로 세균 등을 잡아들인다.

미/니/지/식

디설파이드disulfide 결합

S-S결합이라고도 불린다. 성분 중에 황(S)이 포함되어 있는 단백질끼리 황과 황을 결합시켜서 연결하는 방식.

B세포가 생산하는 항체는 Y자형을 띠며 끝에 있는 가변부에 항원이 결합된다.

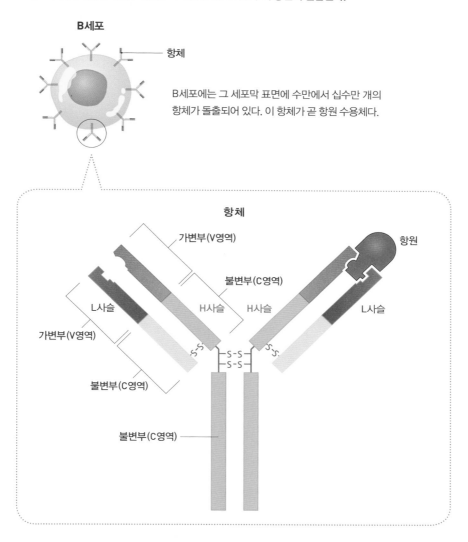

B세포

항체

B세포에는 그 세포막 표면에 수만에서 십수만 개의
항체가 돌출되어 있다. 이 항체가 곧 항원 수용체다.

항체

가변부(V영역)

불변부(C영역)

항원

L사슬

H사슬

H사슬

L사슬

가변부(V영역)

S-S

S-S

S-S

S-S

불변부(C영역)

불변부(C영역)

항체인 L·H사슬은 가변부(V영역)를 한 단위의 길이로 하면, L사슬에서는 두 배, H사슬에서는 네 배의 길이
가 있어서 디설파이드(-S-S-) 결합에 의해 L사슬과 H사슬이 결합하는 구조를 이룬다. L사슬과 H사슬의 가
변부가 만들어내는 부위에 바이러스나 세균 등 항원이 결합한다.

  L사슬과 H사슬의 가변부는 유전자 재조합에 의해 무수한 변형을 낳아 갖은 항원에 대응할 수 있는 특이
적 결합부로서 기능한다.

항체의 종류와 기능

항체의 다섯 가지 아이소타입

면역 글로불린이라고도 불리는 항체에는 다섯 가지 아이소타입(클래스)
이 있다.

다섯 가지 유형은 IgG, IgA, IgM, IgD, IgE다. 사람의 경우에는 IgG에
네 개(IgG1, IgG2, IgG3, IgG4), IgA에 두 개(IgA1, IgA2)의 서브 클래스가
존재한다.

다섯 가지 유형의 항체는 크기와 생리 활성이 각기 다르다. (→59쪽
그림)

B세포가 항원 수용체(BCR)로서 표면에 돌출되어 있는 것은 IgG 클래
스의 항체와 동일한 것이다. 하나의 B세포는 한 종류의 항체만 가지고
있는데, 항원 자극을 받은 B세포는 아이소타입이 바뀌어 그 항원에 특이
성을 가진 다양한 클래스의 항체를 생산하게 된다.

세균이나 바이러스가 침입하면 맨 처음에는 IgM 항체가 반응하는데,
클래스 변환된 IgG 항체는 더 강력한 반응성을 가지고 있어 공격을 실
행한다.

혈액 속 면역 글로불린의 역할

B세포가 분비한 항체(면역 글로불린)는 혈장 단백질을 이루고 있는 요소
중 하나로 혈액을 타고 체내를 순환한다.

이러한 유리(遊離)형 항체는 한 번 어떠한 항원에 반응한 결과 B세포
에서 분비된 것이기에 다시 그 항원이 침입했을 때는 신속하게 반응
한다.

혈액 속을 순환하는 항체의 종류는 상당히 많은데 각기 다양한 병원
체에 대응하여 병의 발생을 막는 예방적 역할을 수행하고 있다.

미 / 니 / 지 / 식

아이소타입과
항체 기능

하나의 항체에서 H사슬과 L
사슬의 가변부(V영역)가 만드
는 항원 결합 부위는 동일하므
로 아이소타입의 차이는 Y자
의 받침에 해당하는 H사슬의
불변부(C영역), Fc영역이라
불리는 부분의 차이에 따른 것
이다.

호중구나 큰 포식세포는 이 Fc
영역에 대한 Fc 수용체를 가
지고 있어 Fc 영역에 결합함
으로써 세균 등을 탐식한다.
(옵소닌 작용) 또 도움체의 활
성화도 Fc 영역을 매개로 이
루어진다. Fc 영역의 차이에
따라 옵소닌 작용과 도움체의
활성화에 차이가 발생한다.

다섯 종류의 항체(면역 글로불린)

세균이나 바이러스에 감염되면 B세포에서 먼저 IgM이 생산되고 이어서 IgG가 생산된다. 각 항체는 각각 다음과 같은 역할을 한다.

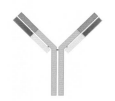

IgG

혈액 속에 들어 있는 면역 글로불린 전체의 약 75%를 차지한다. 가장 많이 포함되어 있으며, 바이러스나 세균에 감염되면 파괴시키기 위해 공격한다. 감염 초기에는 IgM이 공격하지만 이후 IgM에서 IgG로 변환 생산되어 공격이 이어진다.

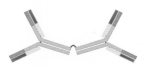

IgA

면역 글로불린 전체의 약 15%를 차지한다. 소화관이나 기도 등의 점막 또는 침 속에 존재하며 바이러스나 세균의 감염을 예방하는 기능을 한다. 분비형 IgA로서 초유에도 포함되어 있다. 혈액 속의 IgA는 보통 1량체인데, 점막이나 초유 속에 들어 있는 IgA는 2량체다.

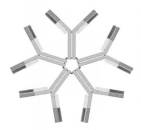

IgM

바이러스나 세균에 감염되었을 때 제일 처음 만들어지는 항체. 전체의 약 10%를 차지한다. IgM은 다섯 가지 항체가 서로 결합한 5량체로 존재하며 항원에 결합하기 쉬운 구조로 되어 있다. IgM이 만들어진 뒤에 IgG가 만들어진다.

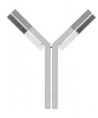

IgD

전체의 1% 이하를 차지한다. 아직 그 기능은 정확하게 알려지지 않았다.

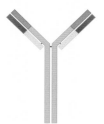

IgE

전체의 0.001% 이하로 그 양이 가장 적다. 알레르기 항체라고도 불린다. 꽃가루나 진드기, 일부 음식물 등의 항원에 결합하여 천식이나 가려움증 등 알레르기 반응을 일으킨다. 원래는 기생충 등에 대응하는 항체로 알려져 있다.

MHC는 자기 표지

개인을 식별하는 막 단백질

면역 반응에서 자기와 비자기의 식별은 어떻게 이루어질까? 자신과 타인의 식별에 관여하는 것, 그것이 주조직 적합 항원 유전자 복합체(MHC: Major Histocompatibility Complex)다.

　MHC의 유전자군이 만들어내는 단백질은 세포막상의 막 단백질(동종 항원)로, 자신과 타인을 구별하는 이름표 같은 역할을 담당한다. 장기·조직을 이식할 때 이식되는 장기가 '타인'이기에 이식받은 생체(자신)에서 거부 반응을 일으키는 항원이다.

　MHC는 이 거부에 관여하는 항원의 특이성을 지배하는 유전자군으로 이 유전자의 산물인 MHC 단백질을 주조직 적합 항원이라 부른다. 이들 유전자군은 멘델의 법칙에 따라 유전된다. MHC는 사람을 포함해서 각종 척추동물의 염색체 일부에 존재한다.(사람의 경우 6번 염색체 짧은 팔)

　사람의 MHC는 사람 주조직 적합 항원(HLA)이라 부른다. 백혈구의 세포 표면에 존재하는 항원이라는 뜻인데, 같은 항원이 전신의 세포에 존재한다.

클래스Ⅰ 분자와 클래스Ⅱ 분자

MHC 분자는 구조와 기능에 따라 클래스Ⅰ 분자와 클래스Ⅱ 분자로 분류된다. 세포막 단백질을 이루고 있는 클래스Ⅰ 및 클래스Ⅱ 분자가 면역학적인 자기 인식에 관여한다. 각각이 기능적으로 다른 두 종류의 T세포(보조 T세포와 세포 독성 T세포)에 항원을 제시한다.

　클래스Ⅰ 분자는 모든 장기의 세포 표면에 존재하는 강력한 동종 항원이다. 이러한 생물학적 특징이 있어 자기와 비자기의 개체 식별에 사용되고 세포 독성 T세포(킬러 T세포)가 활동할 때 표적 분자가 되는 것이다.

용 / 어 / 해 / 설

사람 주조직 적합 항원HLA

HLA는 histocompatibility locus antigen의 약어다.(이전에는 human leukocyte antigen이라고 쓰였다.) 백혈구의 세포막 표면에 나타나는 항원으로, 백혈구 혈액형이라고도 불린다. ABO식 적혈구 혈액형에 빗대어 생겨난 호칭인데 HLA는 백혈구뿐 아니라 전신의 세포에 발현한다.
▶106쪽

미 / 니 / 지 / 식

MHC의 클래스Ⅲ 분자

MHC 분자의 영역에는 클래스Ⅰ, 클래스Ⅱ 외에 도움체 성분 등을 암호화하고 있는 클래스Ⅲ 분자도 있다. 도움체는 항원에 붙어서 호중구나 큰 포식세포 등의 탐식 작용을 증강시키는 등 면역 반응의 활성화를 보조하는 역할을 한다.

클래스II 분자는 큰 포식세포나 가지세포와 같은 항원 제시 세포에 특징적으로 발현된다. 세균 등 외래 항원이 항원 제시 세포에 의해 처리되어, 조각인 항원 펩타이드가 클래스II 분자와 함께 제시되어, 보조 T세포의 항원 수용체에 인식되는 것이다.

MHC 분자의 구조

개인을 식별하는 막 단백질, 주조직 적합 항원 MHC 분자에는 클래스I과 클래스II 분자 두 종류가 있다.

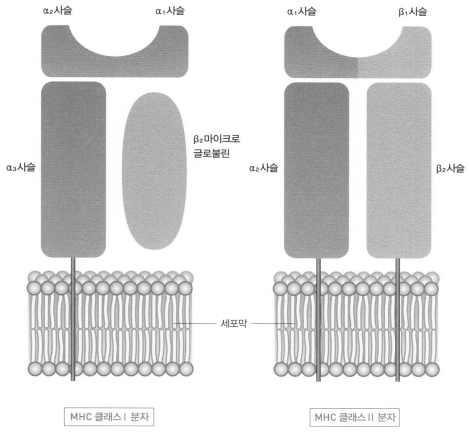

MHC 클래스I 분자

MHC 클래스I 분자는 모든 장기와 조직의 세포 표면에 존재하는 자기를 식별하는 표지.

MHC 클래스II 분자

MHC 클래스II 분자는 큰 포식세포 등 항원 제시 세포에 특징적으로 존재하는 자기 식별 표지.

MHC와 항원 제시

세포성 면역을 담당하는 T세포(→64쪽)는 항원을 인식하는 방법이 B세포와 다르다. B세포는 막 표면의 B세포 항원 수용체가 직접 항원을 인식할 수 있었다. 반면 T세포의 T세포 항원 수용체는 그렇게 하지 못한다. T세포는 항원 제시 세포가 내미는 MHC 분자와 항원 펩타이드를 동시에 인식할 때 비로소 항원에 대응할 수 있게 된다.

보조 T세포와 MHC 클래스II

MHC 분자에는 MHC 클래스I 분자와 MHC 클래스II 분자가 존재한다. 일반적으로 미생물 등 외래 항원은 항원 제시 세포인 MHC 클래스II 분자의 제시를 받아 CD4 분자를 가진 보조 T세포를 통해 인식된다.

외래 항원이 큰 포식세포나 가지세포 등의 항원 제시 세포에 둘러싸이면 단백질인 항원은 작은 펩타이드로 분해된다. 항원 펩타이드는 세포 내에 있는 MHC 클래스II 분자의 α사슬과 β사슬 사이의 홈에 결합, 세포막 표면으로 운반되어 CD4 분자를 가진 T세포에 항원을 제시한다.

보조 T세포는 T세포 수용체에 의해 항원 제시 세포 표면의 자기 MHC 분자와 항원 펩타이드의 복합체를 인식한 뒤 사이토카인을 분비하여 면역 반응을 촉진한다.

세포 독성 T세포와 MHC 클래스I

반면 세포 내에 내재해 있는 항원(자가 항원, 종양 항원, 내재화된 바이러스 항원)은 MHC 클래스I 분자에 의해 제시되고 CD8 분자를 가진 세포 독성 T세포(킬러 T세포)를 통해 인식한다.

대부분의 세포는 막 표면에 MHC 클래스I 분자를 발현하여 내재 항원을 제시한다. 내재 항원과 같이 행동하는 바이러스 항원은 펩타이드화되어 MHC 클래스I 분자와 결합하고 세포막 표면에 제시된다. 이

용/어/해/설

CD4와 CD8

CD는 cluster of differentiation의 약어로 세포막 표면에 존재하는 막 단백질군의 일종이다. CD4는 보조 T세포의 막 표면에, CD8은 세포 독성 T세포의 막 표면에 발현된다. 세포끼리 접착을 강화시키는 작용을 하는 보조 수용체다.
▶108쪽

미/니/지/식

종양 항원의 제시

세포 내에 존재하는 내재 항원에는 암세포 특유의 종양 항원도 포함된다. 종양 항원도 단백질 분해효소에 의해 펩타이드로 분해되어 세포 내의 소포체에서 MHC 클래스I 분자와 결합한다. 그리고 세포 표면으로 보내어져 항원 제시가 이루어진다. 이 제시로 세포 독성 T세포는 암세포를 공격할 수 있다.

MHC 클래스 I 분자와 결합한 항원 펩타이드의 복합체를 인식하는 것이 CD8 분자를 가진 T세포다.

 세포 독성 T세포가 MHC 클래스 I 분자와 항원 펩타이드를 인식하면, 항원 제시를 한 세포가 바이러스에 감염된 세포라는 것을 알고 이 세포를 파괴한다.

MHC 분자에 의한 항원 제시

두 가지 T세포는 자기를 나타내는 MHC 분자에 결합된 항원 펩타이드를 인식한 뒤 면역 반응을 개시한다.

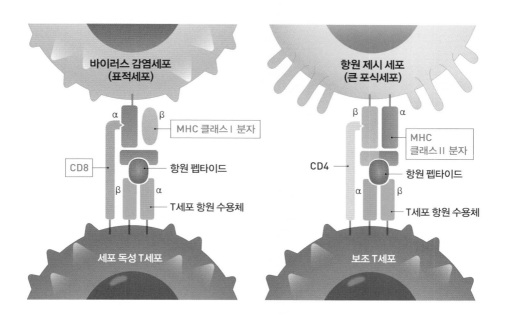

세포 독성 T세포는 T세포 수용체를 통해 MHC 클래스 I 분자와 항원 펩타이드의 복합체를 인식한다. CD8 분자는 MHC 분자와 T세포 수용체의 결합을 강고하게 한다.

보조 T세포는 T세포 수용체에 의해 MHC 클래스 II 분자와 항원 펩타이드의 복합체를 인식한다. CD4 분자는 MHC 분자와 T세포 수용체의 결합을 강고하게 한다.

T세포의 작용

B세포와 항체가 담당하는 체액성 면역은 항원체 등의 항원에 항체가 직접 결합한다. 반면 T세포는 병원체 그 자체를 직접 공격하지는 않는다. T세포의 주요 역할은 면역 반응의 전체적인 조절과 바이러스 등에 감염된 세포의 파괴다. 체액성 면역에서는 감염된 자가세포를 제거하지 못한다.

항원의 일부와 자기를 동시에 인식

T세포가 가지고 있는 T세포 항원 수용체(TCR)는 항원 제시 세포 등의 세포 표면에 제시된 항원의 조각(펩타이드, 즉 단백질 조각)만 인식한다.

　예컨대 바이러스는 세포 내에 기생하여 증식하기 때문에 바이러스 감염 시 세포 표면에 항원이 없어서 항체가 결합하지 못한다. 감염세포는 바이러스 유래 펩타이드를 자가세포 표면에 제시함으로써 T세포에게 감염되었음을 알린다. 이때 감염세포는 바이러스 유래 펩타이드를 자가세포가 가지는 자기 표지 MHC(주조직 적합 항원 유전자 복합체) 분자를 사용해 세포 표면에 제시한다. (→62쪽)

　이 MHC 분자는 자기와 비자기를 규정하여 T세포의 면역 반응에 중요한 역할을 한다.

　T세포는 MHC 분자에 결합하여 세포 표면에 제시된 작은 펩타이드만 인식할 수 있다. T세포는 상대 세포의 MHC 분자가 자기와 동일하다는 것을 인식한 뒤(생체 내에서는 모든 것이 동일한 유전자로 암호화되어 있기에 당연하지만) 반응한다. 이 인식 작업을 수행하는 것이 T세포 항원 수용체다.

　T세포 속의 보조 T세포는 항원 제시 세포가 제시하는 바이러스 유래 펩타이드를 인식하여 면역 반응을 개시시킨다. 직접 감염세포를 발견하여 파괴하는 것은 세포 독성 T세포(킬러 T세포)다.

미 / 니 / 지 / 식

항체와 감염세포

바이러스는 유전자와 그것을 뒤덮고 있는 껍질로 이루어져 있다. 항체는 바이러스가 혈액 속에 있는 동안은 껍질에 있는 항원에 결합할 수 있다. 바이러스는 자가 증식을 하지 못하므로 침입처의 세포에 들어가 그 세포의 유전자나 재료를 이용해 자신을 증식시킨다. 항체는 세포막을 통과하지 못하므로 감염세포 내에 존재하는 바이러스를 공격하지 못한다.

T세포 항원 수용체의 특징

T세포의 TCR은 B세포의 B세포 항원 수용체(BCR)와 마찬가지로 무수한 항원에 대응할 수 있도록 폭넓은 다양성을 가지고 있다.

T세포는 대다수가 αβ형 TCR을 보유하고 있다. TCR의 α사슬, β사슬은 항체 (면역 글로불린) Ig의 H사슬, L사슬과 마찬가지로 가변부와 불변부로 이루어져 있다. 항원 펩타이드가 결합하는 부위는 α사슬과 β사슬이 이루는 홈 부분이다. α사슬과 β사슬의 유전자는 BCR과 마찬가지로 유전자 재조합을 통해 다양성을 획득해 나간다.

용 / 어 / 해 / 설

유전자 재조합

유전자 재조합이란 유전자 DNA의 유전 정보(단백질)가 메신저 RNA에 전사될 때 유전자 배열이 재구성되는 것이다. 재조합으로 원래 가지고 있던 유전 정보인 단백질과는 다른 단백질이 만들어진다. 재조합은 무작위로 일어나므로 전사될 때 새로운 단백질이 만들어져 종류가 늘어난다.

▶ 102쪽

T세포 항원 수용체의 구조

T세포의 세포막 표면에 발현되는 T세포 항원 수용체는 자기의 MHC 분자와 항원 펩타이드를 인식한다.

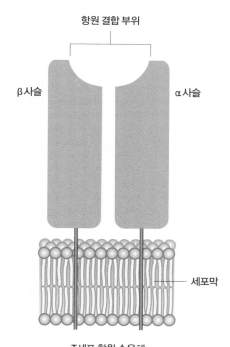

항원 결합 부위

β사슬   α사슬

세포막

T세포 항원 수용체

T세포 항원 수용체는 α사슬과 β사슬이라는 두 개의 막 단백질로 구성되어 있으며 α사슬과 β사슬 끝에 만들어진 홈이 항원 결합 부위다. 이 홈의 입체 구조는 유전자 재조합으로 만들어진 단백질의 차이에 따라 항체와 같이 무한에 가까운 다양성을 얻을 수 있다.

세 종류의 T세포

세포성 면역을 담당하는 T세포에는 중요한 요소가 세 가지 있다. 앞에서 말한 대로 첫 번째는 항원 제시 세포에서 항원 정보를 얻어 면역 반응을 촉진하는 보조 T세포로, 사령관에 비유된다. 두 번째는 감염세포를 파괴하는 세포 독성 T세포다. 그리고 세 번째가 면역 반응을 억제하여 멈추게 하는 조절 T세포다.

지금까지 자기 표지인 MHC 분자에는 클래스I과 클래스II라는 두 종류가 있으며, 이 두 종류의 MHC 분자가 항원을 제시하는 데 중요한 역할을 한다고 설명했다.(→60쪽) 그렇다면 T세포와는 어떤 관계가 있을까?

보조 T세포의 역할

보조 T세포의 TCR은 MHC 클래스II 분자에 결합한 항원 펩타이드를 인식한다. MHC 클래스II 분자는 큰 포식세포 등의 항원 제시 세포가 포식한 외래 단백질 등의 항원을 세포 표면에 제시한다. 또 보조 T세포의 세포막 표면에는 보조 수용체인 CD4 분자가 발현되어 MHC 클래스II 분자와 특이적으로 결합하여 결합력을 강화한다.

항원 펩타이드를 인식하여 활성화한 보조 T세포는 다양한 사이토카인을 생산하여 큰 포식세포를 활성화하고 큰 포식세포 내에 기생한 세균을 파괴시킨다. 한편 B세포를 활성화하여 항체 생산을 촉진한다.

세포 독성 T세포의 역할

한편 세포 독성 T세포의 TCR은 MHC 클래스I 분자에 결합한 항원 펩타이드를 인식한다. MHC 클래스I 분자는 바이러스 감염세포의 세포질 내에서 합성되는 바이러스 단백질에서 유래한 펩타이드와 결합하여 세포 표면에 제시한다. 또 세포 독성 T세포의 세포막 표면에는 MHC 클래스I 분자와 특이적으로 결합하기 위한 CD8 분자가 발현된다.

세포 독성 T세포는 감염세포의 막상에 나타난 항원 펩타이드를 인식하여 그 감염세포를 파괴한다.

조절 T세포의 역할

세 번째 조절 T세포는 그 역할이 최근에 밝혀졌는데 면역 반응을 억제하는 방향으로 작용한다. CD8 분자를 보유한 억제 T세포(Ts)와 CD4 분자와 CD25 분자를 보유한 억제성 조절 T세포(Treg세포)가 있다. 이들 조절 T세포에 대해서는 80쪽에서 자세히 알아보기로 하자.

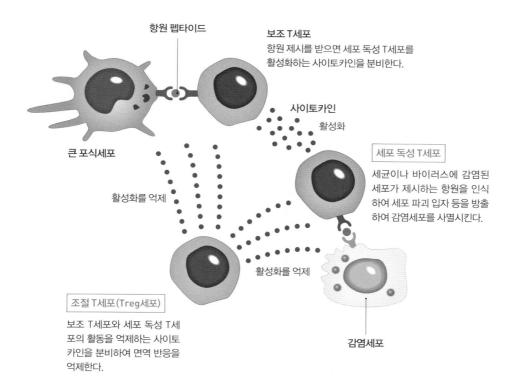

T세포의 상호 작용

T세포에는 보조 T세포, 세포 독성 T세포, 조절 T세포 등 세 종류가 있는데 다음과 같이 상호 작용을 한다.

항원 펩타이드

보조 T세포
항원 제시를 받으면 세포 독성 T세포를 활성화하는 사이토카인을 분비한다.

사이토카인

활성화

큰 포식세포

세포 독성 T세포
세균이나 바이러스에 감염된 세포가 제시하는 항원을 인식하여 세포 파괴 입자 등을 방출하여 감염세포를 사멸시킨다.

활성화를 억제

활성화를 억제

조절 T세포(Treg세포)
보조 T세포와 세포 독성 T세포의 활동을 억제하는 사이토카인을 분비하여 면역 반응을 억제한다.

감염세포

T세포의 탄생과 성장

T세포의 가슴샘 내 훈련

T세포와 B세포는 모두 골수에 존재하는 림프 계통 줄기세포에서 생겨 난다. 줄기세포에서 변화한 프리 T세포(전구세포)는 가슴샘으로 들어가 분화·성숙한다.

가슴샘의 피질 부분에 이입된 프리 T세포는 가슴샘을 구성하는 가슴 샘 지지세포(가슴샘 스트로마세포, 가슴샘 상피세포 등)와의 접착을 통해 직접 및 간접(사이토카인에 의한) 지령을 받아 최종 기능을 갖춘 T세포 (이미 외래 항원에 대응 가능해진 T세포)가 되어 말초 조직으로 나간다.

이를 가슴샘 내 '훈련'이라고 말한다.

항원 자극으로 T세포가 활성화

가슴샘에서 훈련을 받아 성숙한 T세포는 말초로 나가 항원과 마주하게 된다. 성숙 T세포는 자기 MHC 분자와 항원 펩타이드를 함께 인식할 수 있는 T세포 항원 수용체(TCR)를 갖추고 있다.

TCR은 항원 제시 세포가 제시하는 항원 펩타이드(항원 조각)를 자기 MHC 분자와 함께 인식할 수 있다. 항원 펩타이드를 인식한 T세포는 활 성화되어 각각 보조 T세포, 세포 독성 T세포, 조절 T세포로 분화하여 면 역 반응을 촉진한다.

보조 T세포는 각각 Th1과 Th2세포로 분화한다. Th1세포는 감염세포 를 파괴하는 세포 독성 T세포를 활성화하고, Th2세포는 B세포를 활성화 하여 항체 생산을 촉진한다.

하나의 T세포는 한 종류의 TCR만 보유하고 있다. 따라서 항원을 제 시받아 분화되는 보조 T세포, 세포 독성 T세포, B세포 모두 동일한 항원 을 인식한다.

미 / 니 / 지 / 식

가슴샘과 노화

가슴샘은 30~40g의 장기인 데, 나이가 들면서 퇴축하여 차츰 지방 조직으로 변화된다. 가슴샘이 퇴축하면 미감 작(naive) T세포의 수는 감소 하지만, 전체 수를 유지하기 위해 상대적으로 기억 T세포 의 수는 증가한다고 한다. 하 지만 새로운 항원에 반응하기 위한 T세포의 수가 줄기 때문 에 가슴샘의 퇴축이 고령자가 새로운 인플루엔자 바이러스 등의 감염증에 취약한 원인으 로 알려져 있다.

T세포는 가슴샘에서 훈련을 마치고 합격해야만 가슴샘에서 말초 조직으로 나가 세포성 면역을 담당한다. 탈락한 T세포는 모두 사멸한다.

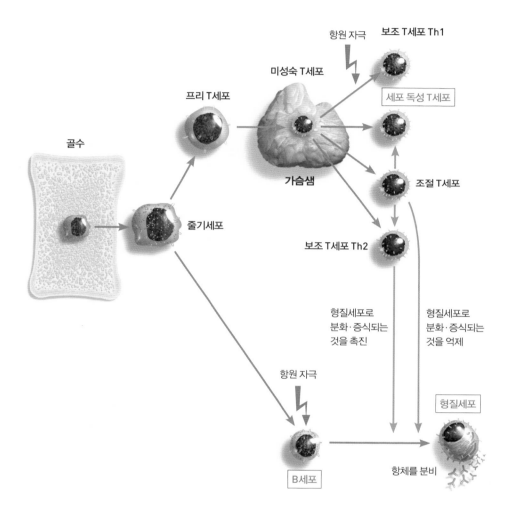

줄기세포에서 분화한 프리 T세포는 가슴샘에서 합격 여부를 가린다. 합격하여 살아남은 소수의 T세포는 말초로 이동, 항원에 의한 자극을 받아 보조 T세포(CD4 보유)와 세포 독성 T세포(CD8 보유), 조절 T세포(CD4 보유) 등으로 분화한다. 활성화된 보조 T세포는 사이토카인을 분비하고, B세포의 분화·성숙을 촉진하여 형질세포로 변화시킨다.

T세포의 선별(양성·음성 선택)

가슴샘에서 훈련받은 성숙 T세포는 자기 MHC 분자는 인식하되 자기 조직(자가 항원)에 반응하지 않는 미묘한 성질을 가지고 있다. 그러면 생체는 어떻게 T세포를 선별하는 것일까?

프리 T세포에는 아직 보조 수용체인 CD4, CD8 분자가 발현되지 않으나 T세포 항원 수용체(TCR) 유전자의 재조합을 거치고 가슴샘 스트로마세포가 관여하여 CD4, CD8 분자를 가진 T세포로 분화한다.

TCR 유전자의 재조합에서 무작위로 준비된 TCR의 선별과 배제는 가슴샘 스트로마세포가 발현되어 있는 자기 MHC 분자와의 상보성의 유무로 이루어진다. 이때 자기 MHC 분자와 상보성을 가지는 TCR을 가진 T세포는 살아남고, 자기 MHC 분자와 상보성이 없는 TCR을 가진 T세포는 사멸된다.(양성 선택)

그런데 자기 MHC 분자와 상보성이 있더라도 딱 맞게 결합하는 강한 상보성을 가진 TCR을 가진 T세포는 자가 반응성을 회피하므로 이것도 배제한다. 자가 항원과 반응할 수 있는 T세포는 아폽토시스(세포 자멸)를 일으켜 사멸한다.(음성 선택)

용 / 어 / 해 / 설

가슴샘 스트로마세포
가슴샘의 구조 자체를 만드는 상피세포의 총칭. 이 세포의 표면에 자기를 식별하는 MHC 분자가 발현되어 있다.

상보성
상호 작용하는 것. 여기서는 어느 분자와 다른 분자가 결합하는 관계를 말한다.

LABORATORY

T세포의 음성 선택을 담당하는 유전자

T세포가 자기에게 반응하지 않도록 음성 선택을 하려면 가슴샘 내에서 자기 항원을 인식해야 한다. 그렇다면 모든 자가 항원이 가슴샘 내에서 발현되는 것일까? 답은 '그렇다'이다. AIRE(autoimmune regulator)는 유전자의 전사와 관련된 단백질로, 가슴샘 속질의 상피세포에 특이적으로 발현한다. AIRE는 원래 가슴샘 이외의 장기나 조직에서만 기능하는 많은 단백질(예컨대 인슐린 등)을 가슴샘 속질의 상피세포에 낮은 레벨로 발현시키는 데 반드시 필요한 요소다. AIRE는 체내의 모든 자가 항원을 가슴샘 내에서 발현시켜 T세포의 음성 선택을 담당한다고 볼 수 있다.

실제로 일부 자가 면역 질환은 AIRE 유전자의 변이가 원인이라고 알려져 있다. 또 AIRE 유전자 결손 쥐에게서 자가 항체의 생산과 자가 반응성 T세포의 출현 등 자가 면역 증상이 나타났다.

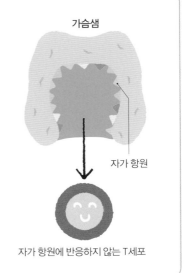

가슴샘

자가 항원

자가 항원에 반응하지 않는 T세포

가슴샘에서 살아남은 T세포는 자기 MHC 분자와 약하게 반응하는 기능적인 T세포이다. 이것은 선택 전 세포 수의 약 1%에 불과한 것으로 간주된다. 그래도 TCR 항원 다양성은 충분히 보증된다. 말초 조직으로 나가는 성숙 T세포는 이와 같이 만들어져 자가 항원과 반응하지 않는 면역 체계를 확립한다.

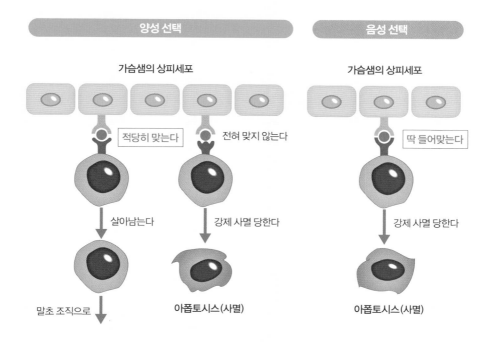

T세포의 선별

T세포는 가슴샘 내에서 선별되어 자기 조직과 적절하게 반응할 수 있는 T세포만이 살아남는다.

양성 선택

가슴샘의 상피세포

적당히 맞는다

전혀 맞지 않는다

살아남는다

강제 사멸 당한다

말초 조직으로

아폽토시스(사멸)

음성 선택

가슴샘의 상피세포

딱 들어맞는다

강제 사멸 당한다

아폽토시스(사멸)

가슴샘의 상피세포에는 자기 표지인 MHC 분자가 발현되어 있어서, MHC 분자에 맞지 않는 T세포는 모두 사멸 처리되고 MHC 분자와 적정 수준으로 들어맞는 T세포만 가슴샘에서 이동한다.

자기 MHC 분자와 딱 맞게 결합하는 T세포는 자기 조직을 공격하게 되므로 사멸 처리된다.

두 개의 보조 T세포

세포성 면역의 사령관에 비유되는 보조 T세포는 다양한 사이토카인을 생산·분비하여 면역 반응을 조절한다. 보조 T세포에는 Th1과 Th2라는 두 종류의 세포가 있는데 서로 상반된 기능을 가지고 있다.

Th0에서 Th1과 Th2로

CD4 분자를 가지고 있는 보조 T세포는 대부분 특정 사이토카인 생산 패턴이 성립되지 않은 미감작 보조 T세포(Th0세포)다. 항원이 침입하면 항원을 둘러싼 항원 제시 세포(큰 포식세포나 가지세포 등)가 생산하는 사이토카인에 의해 Th0세포는 Th1세포와 Th2세포로 분화한다. 기본적으로 Th1세포는 세포성 면역과, Th2세포는 체액성 면역과 관계가 있다. Th1세포와 Th2세포는 생산된 사이토카인의 종류에 따라 각각 다른 기능을 발휘한다.

Th1세포와 Th2세포의 역할

Th1세포는 항원 제시 세포가 생산하는 인터페론 γ(IFN-γ)나 인터류킨 12(IL-12)의 자극에 의해 Th0세포에서 분화한다.

Th1세포는 IL-2를 생산하여 세포 독성 T세포를 활성화한다. 또 Th1 스스로도 IFN-γ를 생산하여 큰 포식세포를 활성화한다. Th1이 생산하는 대표적인 사이토카인은 IL-2, IFN-γ, 종양 괴사 인자 β(TNF-β), IL-12 등이 있다.

Th2세포는 IL-4를 생산하여 체액성 면역을 담당하는 B세포를 활성화시키고 항체 생산을 촉진한다.

Th2가 생산하는 대표적인 사이토카인에는 IL-4, IL-5, IL-10, 전환 성장 증식 인자 β(TGF-β: Transforming growth factor-β) 등이 있다.

용/어/해/설

미감작 보조 T세포
보조 T세포는 큰 포식세포나 가지세포에서 항원을 제시받지 못하면 Th1과 Th2세포로 분화하지 못한다. 미감작 보조 T세포란 항원을 제시받기 전 준비 단계에 있는 세포로 그 상태에서는 면역 반응에 참가하지 못한다.

보조 Th1세포와 보조 Th2세포의 작용

Th1세포는 세포성 면역을 활성화시키고 Th2세포는 B세포에 의한 체액성 면역을 촉진시킨다.

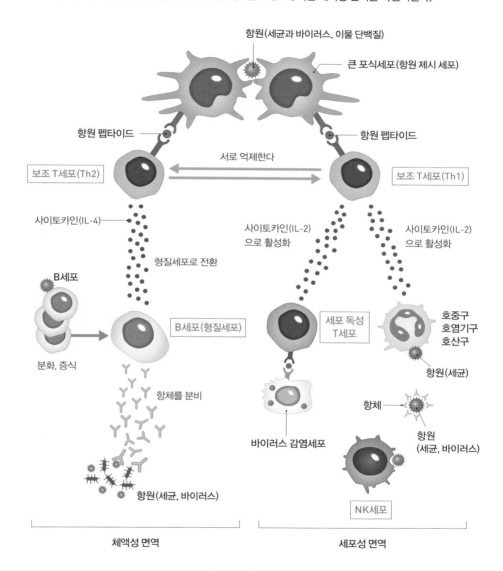

항원(세균과 바이러스, 이물 단백질)

큰 포식세포(항원 제시 세포)

항원 펩타이드

항원 펩타이드

보조 T세포(Th2)

서로 억제한다

보조 T세포(Th1)

사이토카인(IL-4)

사이토카인(IL-2)
으로 활성화

사이토카인(IL-2)
으로 활성화

형질세포로 전환

B세포

B세포(형질세포)

세포 독성
T세포

호중구
호염기구
호산구

분화, 증식

항원(세균)

항체를 분비

항체

바이러스 감염세포

항원
(세균, 바이러스)

항원(세균, 바이러스)

NK세포

체액성 면역

세포성 면역

보조 Th2세포가 큰 포식세포에서 항원을 제시받으면 사이토카인 IL-4를 분비하여 B세포를 분화·증식시킨다. 이후 B세포는 형질세포로 전환되어 항체를 생산한다.

보조 Th1세포는 큰 포식세포에서 항원을 제시받으면 사이토카인 IL-2를 분비하여 세포 독성 T세포와 호중구 등을 활성화한다. 세포 독성 T세포는 감염세포를 공격한다.

Th1과 Th2의 상호 조절

Th1과 Th2세포는 상호 조절을 하며 생체 내에서 균형을 맞춘다.

Th1세포가 생산하는 IFN-γ은 Th2세포의 활성화를 억제한다.

반대로 Th2세포가 생산하는 IL-10은 항원 제시 세포로 작용하여 Th0에서 Th1세포로 분화되는 것을 억제한다.

이처럼 어느 한쪽의 보조 T세포가 활성화되면 다른 보조 T세포는 억제된다. 이는 각 세포가 생산하는 사이토카인에 의해 조절된다.

Th1·Th2와 알레르기의 관계

Th1과 Th2세포의 작용은 알레르기의 발생과도 관련이 있다.

Th2세포는 B세포를 활성화하여 항체 생산을 촉진시키므로 알레르기 항체인 IgE 항체의 생산도 촉진한다. 꽃가루나 진드기 등의 외래 항원(알레르겐)에 대응하여 생산되는 IgE는 비만세포와 결합한다. 이때 재침입한 알레르겐이 IgE에 결합하면 비만세포에서 히스타민 등 생리 활성 물질을 방출시켜 I형(즉시형) 알레르기 증상을 일으킨다.

기본적으로 Th1세포보다 Th2세포가 우위에 있을 때 알레르기가 쉽게 발생한다고 알려져 있다.

그렇지만 Th1세포도 알레르기와 무관하지 않다. Th1세포는 호중구와 호산구를 활성화하는 사이토카인을 분비한다. 활성화된 호중구는 세포 독성을 가진 생리 활성 물질을 방출하여 염증을 일으킨다. 호산구는 기도 수축과 혈관 확장 등을 일으키는 생리 활성 물질을 방출한다. 그 결과 IV형(지연형) 알레르기 증상이 나타난다.

중/요/어/구

IgE 항체
면역 글로불린(항체) Ig에는 다섯 가지 유형이 있는데, 그 중 하나인 IgE 항체는 혈액 속에 들어 있는 양이 가장 적고, 알레르기 항체라는 별칭이 있다. 건강한 보통 사람에게는 그 양이 매우 적으나 알레르기 질환이 있는 환자에게서는 알레르겐에 반응하여 그 양이 늘어난다.

용/어/해/설

히스타민histamine
주로 비만세포나 호염기구에서 분비되어 알레르기 증상을 일으키는 생리 활성 물질. 주요 작용은 혈관 확장, 혈압 저하, 혈관 투과성 항진, 민무늬근 수축 등. 기관지 수축, 부종, 발적, 가려움 등의 증상을 일으킨다.

보조 T세포와 알레르기

Th2세포는 B세포의 IgE 항체 생산을 촉진하여 I형 알레르기를 일으킨다. Th1세포는 호중구와 호염기구를 활성화하여 IV형 알레르기를 일으킨다.

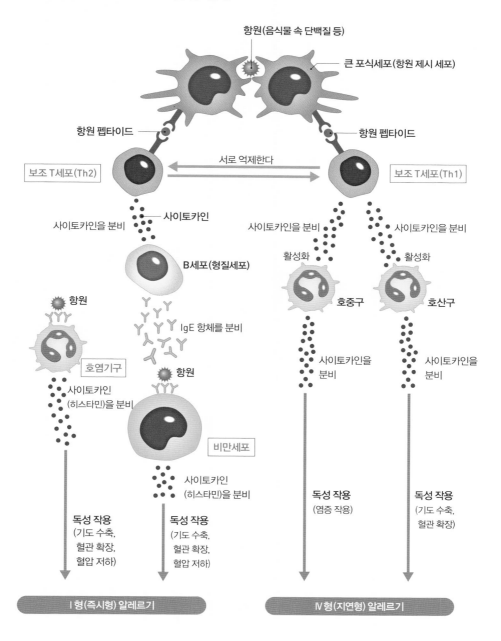

세포 독성 T 세포

살인 청부업자라는 별칭을 가진 T세포

세포성 면역에서 강력한 파괴자이자 킬러 T세포라고도 불리는 세포 독성 T세포(Tc세포)는 보조 Th1세포가 분비하는 사이토카인(IL-2, IFN-γ)의 자극을 받아 CD8 분자를 가진 T세포에서 분화하기 시작한다. Tc세포는 Th1세포와 같은 항원 수용체를 가지고 있으며 그 수용체가 감염세포가 제시하는 항원 펩타이드를 인식하면 활성화되어 세포를 파괴하는 기능이 가동된다.

Tc세포가 감염세포를 파괴하는 방법은 두 가지다. 퍼포린-그란자임계에 의한 파괴와 Fas-Fas 리간드계에 의한 파괴다.

퍼포린-그란자임계

Tc세포는 표적세포에 아폽토시스를 유도한다. 아폽토시스는 '세포의 자멸'이라고도 하며 정해진 프로그램이 유도하는 대로 세포사한다. 아폽토시스를 유도하는 Tc세포는 세포 독성 작동기 단백질로 세포의 과립 내(세포 독성 과립)에 저장되어 있다. 퍼포린, 그란자임을 포함한 세포 독성 과립이 표적세포를 향해 방출된다.

그란자임은 단백질 분해효소(세린 프로테이스)의 일군이다. 퍼포린과 그란자임이 들어 있는 복합체가 표적세포로 운반되고 퍼포린이 그란자임을 들여보내기 위해 표적세포의 세포막에 구멍을 낸다. 그 구멍을 통해 그란자임이 세포 내로 들어가고 최종적으로 DNA 분해효소를 활성화하여 DNA가 절단, 세포가 스스로 죽게 되는 체계다.

그란자임은 세포 내의 미토콘드리아도 파괴하여 이 경로를 통해서도 아폽토시스를 유도한다.

퍼포린에 의한 관통 구멍의 존재는 Tc세포가 표적으로 하는 특정 세포에만 세포사를 유도할 수 있음을 뜻한다. 즉 Tc세포는 관계없는 세포

용/어/해/설

DNA 분해효소

유전자 DNA(디옥시리보 핵산)의 사슬을 절단하는 효소. DNA 뉴클레이스라고 한다. RNA(리보 핵산)를 절단하는 RNA 뉴클레이스도 있다. 두 가지를 합해서 핵산 분해효소라고 한다.

미/니/지/식

세린 프로테이스
serine protease 의 작용

단백질 분해효소(프로테이스)의 일종으로 단백질의 펩타이드 결합을 절단한다. 효소의 중심에 세린이 있다. 그란자임의 구성 분자인 세린 프로테이스가 감염세포 내로 들어가면 세포 내에 존재하는 카스페이스(이것도 단백질 분해효소 중 하나)를 활성화하고 카스페이스가 세포 내의 DNA 분해효소를 활성화한다.

를 다치게 하는 일은 결코 없다. Tc세포는 5분 만에 표적세포에게 아폽
토시스를 유도하고, 유도 후에는 즉시 다음 표적세포를 탐색하여 공격
한다.

　퍼포린과 그란자임은 Tc세포의 항원 수용체가 표적세포를 인식하면
새로 합성되므로 한 개의 Tc세포가 차례로 표적세포를 공격해 나간다.

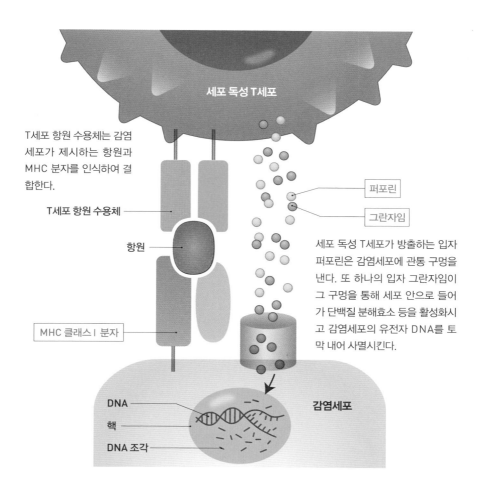

퍼포린-그란자임계에 의한 파괴

세포 독성 T세포는 세포를 파괴하는 입자를 방출하여 감염세포를 사멸시킨다.

세포 독성 T세포

T세포 항원 수용체는 감염
세포가 제시하는 항원과
MHC 분자를 인식하여 결
합한다.

T세포 항원 수용체

항원

퍼포린

그란자임

세포 독성 T세포가 방출하는 입자
퍼포린은 감염세포에 관통 구멍을
낸다. 또 하나의 입자 그란자임이
그 구멍을 통해 세포 안으로 들어
가 단백질 분해효소 등을 활성화시
고 감염세포의 유전자 DNA를 토
막 내어 사멸시킨다.

MHC 클래스 I 분자

DNA

핵

DNA 조각

감염세포

Fas-Fas 리간드계

Tc세포가 표적세포를 세포사시키는 두 번째 방법이다. 표적세포 표면의 Fas 분자와 Tc세포를 가진 Fas 리간드가 결합하면 표적세포에 아폽토시스가 일어난다.

리간드란 특정 수용체에 특이적으로 결합하는 물질을 말한다. 여기서는 Fas 분자가 수용체가 된다.

Fas 분자에 Fas 리간드가 결합하면 Fas 분자가 활성화되어 세포 내로 아폽토시스 신호를 전달한다.

Fas 리간드가 결합한 Fas 분자를 기점으로 세포 내에 일련의 단백질이 상호 작용하여 단백질 분해효소인 카스페이스가 활성형으로 바뀌고, 그 끝의 카스페이스 케스케이드가 활성화된다. 이로써 단계적으로 카스페이스가 작용하여 세포에 아폽토시스를 유도한다.

활성형 카스페이스에 의해 단백질이 절단되어 세포 골격과 핵 속 단백질이 분해되고, DNA의 절단 등이 일어나 결국 세포는 죽음을 맞는다.

Fas의 다양한 작용

Fas는 감염세포를 죽이는 작용뿐만 아니라 다양한 생리적 기능에 관여하고 있다. Tc세포 이외의 활성화 림프구에도 Fas와 Fas 리간드가 모두 발현되어 있어서 면역 반응에 의해 감염세포가 제거된 후의 면역 반응의 정지에도 관여한다.

Fas는 보조 Th1세포, Th2세포에도 있으며 그 작용을 제어하는 데 관여하고 있다. 즉 Fas를 가진 T세포나 B세포에 세포사를 유도함으로써 면역 시스템의 제어, 통괄에 크게 관여하고 있다.

또 최근에 Fas 리간드의 기능 항진은 전격성 간염과 이식편 대 숙주병 등의 질환을 야기한다는 것이 밝혀졌다. 반면 기능 저하는 전신성 자가 면역 질환에 관계된 이상 T세포를 축적시킨다고 한다.

용/어/해/설

카스페이스·케스케이드
카스페이스(caspase)는 단백질 분해효소의 일종이다. 케스케이드(cascade)는 복수의 단백질 분해효소가 단계적으로 활성해나가는 것이다. 강이 하류로 흐르듯이 연쇄적 반응을 일으켜 중요한 신호(여기서는 아폽토시스)를 전달한다.

미/니/지/식

Fas의 발견
Fas는 세포를 죽게 하는 사멸 인자(death factor)로 종양 괴사 인자(TNF)의 수용체와 매우 닮은 구조를 가진 분자로서 발견되었다. TNF도 세포에 결합하면 아폽토시스를 초래한다. Fas에 결합하는 Fas 리간도 TNF와 매우 닮은 구조를 가진 단백질이라는 점이 유전자의 해독으로 밝혀졌다. Fas는 세포사를 초래하는 사멸 인자라는 이유에서 면역 반응 전반에 크게 관여하고 있다.

Fas-Fas 리간드계에 의한 파괴

세포 독성 T세포는 감염세포인 Fas 수용체에 결합되어 세포 내로 세포사 유도 신호를 전달한다.

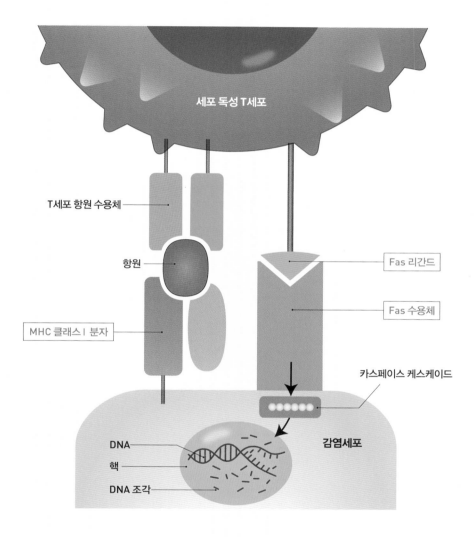

세포 독성 T세포의 Fas 리간드가 감염세포인 Fas 수용체에 결합하면 수용체가 활성화되어 세포 내 아폽토 시스(세포사)를 유도하는 신호를 보낸다. 카스페이스는 단백질 분해효소로 이들 효소의 연쇄적인 반응(케 스케이드)에 의해 감염세포의 DNA가 절단되어 죽음에 이른다.

조절 T 세포

T세포에 의한 면역 반응으로서 보조 T세포와 세포 독성 T세포의 작용에 대해 살펴보았는데, 생체에는 이러한 면역 반응을 적극적으로 억제하는 T세포 계통도 존재한다. 이 작용을 하는 T세포는 지금까지 CD8 분자를 가진 '억제 T세포'라 불렸는데, 아직 그 실태가 해명되지 않았다.

Treg세포의 발견

그 대신 최근 면역 반응을 억제하는 새로운 T세포가 발견되었다. Treg세포(regulatory T cell)라고 하는 조절 T세포다. reg는 regulatory(조절하다, 규제하다)의 약어다.

발견하게 된 계기는 사이토카인 중 강한 면역 억제 작용을 하는 전환 성장 인자 β(TGF-β)가 CD4 분자를 가진 T세포에서 생산된다는 것이 밝혀지면서다. 이 세포의 등장으로 항원 인식에서 비롯해 종래 이루어지던 면역 반응을 억제하는 방향으로 작용하는 T세포의 존재가 확인된 것이다.

보조 T세포를 억제

Treg세포는 CD4 분자뿐 아니라 CD25 분자도 가지고 있다. CD25 분자는 인터류킨2(IL-2)의 수용체가 된다. 보조 T세포가 생산하는 IL-2는 세포성 면역을 활성화하는 사이토카인으로 Treg세포에 결합하면 그 증식을 돕고 동시에 그만큼 IL-2가 줄어 면역 반응이 억제된다고 여겨진다.

이 CD4와 CD25 분자를 가지고 있는 Treg세포는 억제성 사이토카인인 인터류킨10(IL-10) 및 TGF-β를 생산함으로써 항원을 제시하는 가지세포에 작용, IL-12의 생산을 억제하고 보조 T세포(Th1세포)의 분화·활성화를 억제한다. 다른 T세포와 마찬가지로 사이토카인을 직접 생산·분비함으로써 면역 반응을 조절하고 억제하는 것이다.

TGF-β

전환 성장 인자 β(TGF-β)는 Treg세포나 큰 포식세포 등의 면역세포가 생산하는 사이토카인으로, 면역 반응을 억제하는 기능을 한다. T세포와 B세포의 증식·분화를 억제한다. 또한 NK세포의 활성화도 억제한다.

특이적 표지 Foxp3

Treg세포와 다른 T세포는 분비하는 사이토카인의 종류로도 구별할 수 있지만 Treg세포에만 발현되는 특이적 분자 표지가 있다. Foxp3라고 하는 분자는 유전자 전사를 촉진하는 전사 인자로 Treg세포에 있는 특유의 분자다. 이렇게 전사된 유전자는 Treg세포의 분화에 관여한다.

알레르기 반응을 억제

조절 T세포(Treg세포)는 면역 반응이 과도하게 일어나는 것을 억제하기에 꽃가루나 음식물 알레르기 등 알레르기 질환의 치료에도 효과가 있다고 알려져 있다. 알레르기의 원인 물질(알레르겐)의 침입으로 시작되는 알레르기 반응을 Treg세포가 억제해준다는 것이다. Treg세포의 수가 많으면 억제 효과가 커지므로 Treg세포의 유도를 촉진하는 약제의 연구가 진행되고 있다.

조절 T세포의 기능

조절 T세포(Treg세포)는 면역 반응을 억제하는 사이토카인을 분비한다.

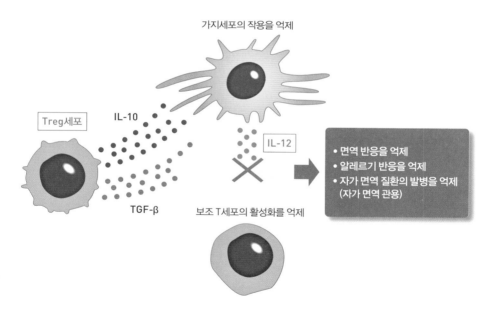

가지세포의 작용을 억제

Treg세포

IL-10

IL-12

보조 T세포의 활성화를 억제

TGF-β

- 면역 반응을 억제
- 알레르기 반응을 억제
- 자가 면역 질환의 발병을 억제 (자가 면역 관용)

Treg세포는 사이토카인 IL-10을 분비하여 가지세포의 기능을 억제하고 IL-12의 생산을 차단한다. 그렇게 하면 보조 Th1세포의 분화가 억제된다. 또한 TGF-β는 T세포 전반의 증식·분화를 억제한다. 그 결과 면역 반응이 멎어 알레르기 반응과 자가 면역 반응도 억제된다.

세 번째 보조 Th17

보조 T세포에는 CD4 분자를 세포 표면에 발현하는 Th1과 Th2의 두 종류가 있는데, 각각 다른 사이토카인을 생산한다. Th1은 세포성 면역의 전선을 담당하는 세포 독성 T세포(킬러 T세포)를 자극하고, Th2는 체액성 면역을 담당하는 B세포를 자극한다. 그러나 같은 CD4 분자를 표면에 보유하고 있는 조절 T세포(Treg세포)가 등장한 뒤로 T세포 그룹은 복잡한 구성을 나타내게 되었다.

더욱이 최근에 보조 Th17세포가 등장했다. 보조 Th17세포는 인터류

보조 Th17세포의 작용

보조 Th17세포는 호중구와 상피세포를 활성화하여 염증을 일으킨다.

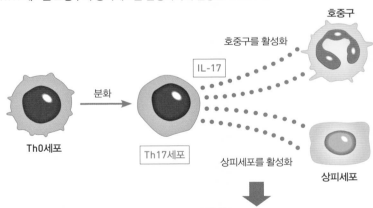

Th17세포는 인터류킨17(IL-17)을 분비하여 호중구와 각 조직의 상피세포를 활성화하고 염증이나 자가 면역 질환을 일으킨다. 또 호중구를 동원하여 세균과 진균을 제거하는 데에도 중요한 역할을 한다.

- 호중구에 의한 염증
- 자가 면역 질환을 발병시킴 (관절염과 심근염 등)
- 세균과 진균 파괴

킨인 IL-17(특히 IL-17A와 IL-17F)을 생산하는 것이 특징이며 CD4 분자를 보유한 보조 T세포의 서브셋이다. Th1, Th2에 이어 세 번째 보조 T세포다.

자가 면역 질환의 진짜 주역

자가 면역 질환에서 조직이 손상되는 이유는 과거 20년 넘게 보조 Th1세포의 자극을 받은 세포 독성 T세포 때문이라고 여겨져왔다. 그런데 아무래도 아닌 것 같다.

이 Th17세포가 생산하는 IL-17이 뇌, 관절, 심근, 허파, 작은창자에서 각종 자가 면역 질환을 악화시키는 것을 보고, 자가 면역 질환에서 조직 손상을 일으키는 주역이 IL-17이라고 여기게 된 것이다.

쥐를 이용한 실험을 통해서도 밝혀졌다. IL-17을 생산하지 못한 쥐에서는 관절염과 알레르기 발생이 강하게 억제되었다. 또 심근염의 유도에는 IL-17 생산 세포가 필수라는 것도 실험을 통해 알려졌다.

면역 반응은 오케스트라

Th17세포는 IL-17 외에도 전환 성장 인자 β(TGF-β), IL-6, IL-21, IL-23을 포함하는 다양한 사이토카인을 생체 외 실험에서 유발할 수 있다고 알려져 있다.

T세포 그룹에 의한 면역 반응은 상당히 복잡하다. Th1세포는 생산하는 인터페론 γ(IFN-γ)를 매개로 Th17을 억제하고, 같은 Th1세포가 생산하는 종양 괴사 인자(TNF)는 Th17을 자극한다. Th2세포가 생산하는 IL-4는 Th17을 억제하며, IL-6은 Th17을 자극한다. 생체의 면역 반응은 이처럼 매우 복잡하게 얽혀 있어서 여러 T세포의 서브셋이 생산하는 각종 사이토카인이 마치 오케스트라 연주처럼 작동하고 있는 것 같다.

NK세포의 작용

자연 면역을 담당하는 NK세포

NK세포(내추럴 킬러 세포)는 T세포와 B세포 어디에도 속해 있지 않은 림프구로, 세포질 내에 아주르 과립을 가지고 있으며 종양세포나 바이러스 감염세포 등을 비특이적으로 공격하여 파괴한다.

　NK세포는 특유의 당 사슬을 표면에 가지는 세포로, MHC 클래스I 분자를 잃은 세포를 표적으로 공격한다고 알려져 있다. 또 표적세포에 대한 세포 독성 작용은 항원 특이성이나 자기 MHC 분자에 의한 구속성 없이 이전에 상대한 적 없는 표적세포도 공격하기에 자연 면역에 관계된 중요한 세포로 여겨진다.

　또한 NK세포는 항체의 Fc 부분에 결합할 수 있는 Fc 수용체를 가지고 있어서 항체가 결합해 있는 표적세포를 파괴하는 기능(항체 의존성 세포 독성)을 가지고 있다.

표적세포의 식별

NK세포가 어떤 기구로 감염세포와 정상 세포를 구별하는지는 명확히 밝혀지지 않았으나, 이를 구별하기 위해 두 가지 수용체가 작용하는 것으로 보인다. 하나는 표적세포를 특정하고, 세포 독성 활성을 항진시키는 데 기여하는 '활성화 수용체'다. 이 활성화 수용체가 NK세포 수용체다. 표적세포의 특정 당 사슬을 인식하여 표적세포를 파괴한다.

　또 하나의 기능적 수용체는 NK세포가 정상 세포를 공격하지 못하게 하기 위한 '억제 수용체'다. MHC 클래스I 분자와 결합할 수 있는 수용체로, 표적이 되는 세포 표면의 MHC 클래스I 분자를 인식함으로써 NK세포의 세포 독성 활성이 억제된다.

　표적세포의 MHC 클래스I 분자의 발현이 낮거나, 또는 바이러스 감염에 의해 MHC 클래스I 분자의 발현이 억제된 경우, 나아가 MHC 클

용 / 어 / 해 / 설

아주르 과립

염료인 아주르에 의해 적자색으로 염색되는 과립을 말한다. NK세포 외에 호중구 등의 백혈구나 림프구 등에서 나타난다.

미 / 니 / 지 / 식

NK세포와 암

NK세포는 자연 면역의 담당자로서 체내에 광범하게 분포하며 암세포나 바이러스 감염세포를 제일 먼저 발견하여 공격·파괴한다. 그래서 암 치료에도 기대되고 있다. 환자에게서 채취한 NK세포를 인터류킨2를 이용해 증식, 활성화시켜 체내로 되돌리는 NK세포 활성화 요법도 시도가 이루어지고 있다. 또 NK세포는 웃음이나 스트레스 해소 등 기분 전환에 의해서도 활성화된다는 보고가 있다.

래스 I 분자의 구조가 '변화한' 자기 형상을 보이는 경우는 '억제형 수용체'는 기능하지 않고 세포 독성 활성이 항진된다.

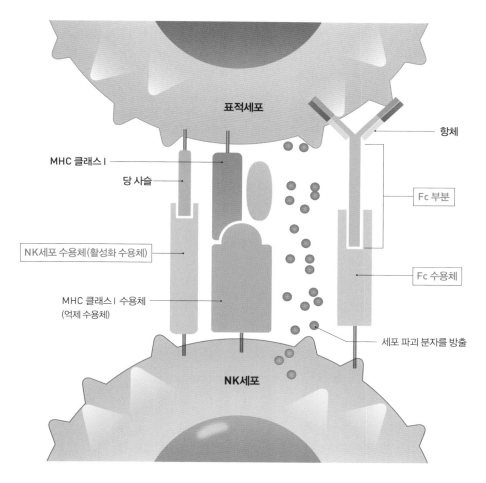

NK세포의 기능과 원리

NK세포는 자연 면역을 담당하며 세균과 바이러스 감염세포 등을 비특이적으로 공격하여 파괴한다.

표적세포

항체

MHC 클래스 I

당 사슬

Fc 부분

NK세포 수용체(활성화 수용체)

MHC 클래스 I 수용체
(억제 수용체)

Fc 수용체

세포 파괴 분자를 방출

NK세포

NK세포가 가지고 있는 NK세포 수용체는 '활성화 수용체'로 기능하며 표적세포의 당 사슬을 인식하면 세포 파괴 분자를 방출하여 표적세포를 사멸시킨다. 반면 '억제형 수용체'인 MHC 클래스 I 수용체가 표적세포의 MHC 클래스 I 분자를 인식했을 때는 이를 공격하지 않는다. 표적세포에 항체가 결합되어 있는 경우는 항체를 인식하여 표적세포를 공격한다.

NKT세포의 작용

NK세포와 T세포의 성질을 가지고 있다

NKT세포는 NK(내추럴 킬러)세포와 T세포의 양쪽 표지를 가지고 있어 NKT세포라 불린다. 형태학적으로는 NK세포와 닮은 과립 림프구다.

이 세포는 새로이 발견된 네 번째 림프구라 해도 무방한데, 자연 면역 계통과 적응(획득) 면역 계통을 잇는 세포로서 주목을 모으고 있다. 기능적으로는 T세포 기능 촉진, 항체 생산 증강, 면역 억제, 면역 감시, 세포 독성, 세포 동원 등 다채로운 기능을 한다고 보고된다. 자연 면역 계통과 적응 면역 계통의 양쪽 세포를 활성화시키는 것으로 알려져 있다.

NKT세포는 T세포 항원 수용체(TCR)를 가지고, NK세포와 동일하게 NK세포 수용체와 억제 수용체(MHC 클래스 I 수용체)를 가지고 있다. NK세포처럼 자기 MHC I 분자를 발현하는 정상 세포는 공격하지 않으며, 자기 MHC I 분자를 잃은 세포만 파괴한다.

NKT세포는 암을 공격한다

NKT세포의 가장 큰 특징은 단 한 종류의 TCR만 발현한다는 점이다. 한정된 TCR에는 다양성이 없어 TCR의 항원 결합 부위가 인식하는 것은 '항원'으로서 가지세포가 제시하는 스핑고당지질이다. 이 스핑고당지질을 인식한 NKT세포는 활성화되어 항종양 작용을 가진 인터페론 γ(IFN-γ)를 생산하는 등 종양세포를 파괴하는 기능을 한다.

세균과 바이러스 등 병원체나 종양세포를 초기에 방어하는 자연 면역으로서 작용함과 동시에 IFN-γ이나 인터류킨4(IL-4)를 생산하여 보조 T세포를 활성화하는 등 적응 면역에도 관여한다.

용 / 어 / 해 / 설

스핑고당지질
sphingoglycolipid

당과 지질이 결합한 것. 동물 세포막의 구성 성분으로서 뇌의 신경 조직을 비롯하여 몸속에 광범하게 분포되어 있다. NKT세포의 T세포 항원 수용체가 인식하는 항원은 한정적이라, 일반적인 T세포와 달리 당지질을 인식한다. 종양세포에 대해서는 종양세포의 세포막에 존재하는 당지질을 항원으로 인식한다고 알려져 있다.

NKT세포는 NK세포가 가진 기능과 T세포의 기능 일부를 함께 가지고 있다.

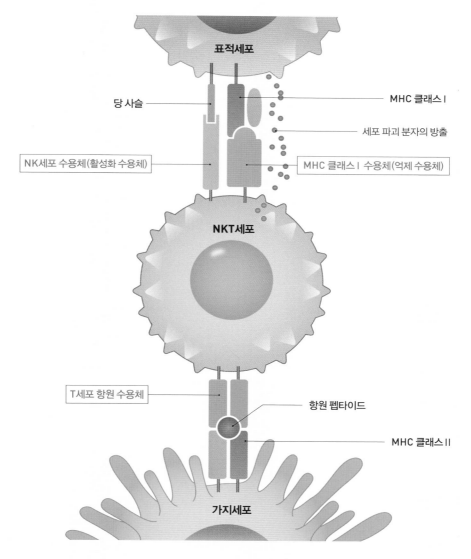

NKT세포는 T세포 항원 수용체를 가지고 있어서 T세포와 마찬가지로 가지세포에서 항원을 제시받아 그 항원을 가진 표적세포를 공격한다. 표적은 세균, 바이러스 감염세포, 종양세포 등이다. 표적세포에 대해서는 NK세포와 마찬가지로 NK세포 수용체에서 상대의 당 사슬을 인식하여 공격하는 한편, MHC 클래스 I 수용체(억제 수용체)에서 상대의 MHC 클래스 I 분자를 확인한 뒤 정상 세포라면 공격하지 않는다.

큰 포식세포의 작용

강력한 탐식 작용을 하는 '환경 미화원'

골수의 조혈모세포에서 분화·성숙한 단핵구가 혈액 속에 공급되어 조직으로 이행한 뒤에 큰 포식세포가 된다. 혈액 속에서 단핵구의 반감기는 8.4시간이라고 알려져 있다.

큰 포식세포는 대형(지름 $15 \sim 20 \mu m$)이며 세포질이 풍부하다. 리소좀이 발달해 있어서 여기에 다양한 분해효소(페르옥시데이스나 비특이적 에스테레이스 등)를 함유하고 있는 것이 특징이다. 세포 표면상에는 Fc 수용체(항체의 Fc 영역에 결합할 수 있는 수용체), 도움체 수용체, 사이토카인 수용체, 접착 인자를 발현한다. 그리고 헛발을 내어 왕성하게 이동한다.

가장 큰 특징은 강력한 탐식 작용이 있어서 외래 이물(세균 등)을 차례차례 포식하여 처리하는 것이다.

이 소화 제거 능력은 외래 이물에 한정되는 것이 아니라 생체 내에서 생긴 노폐물(노화 적혈구나 변성된 자가 단백질) 등도 처리한다. 이러한 큰 포식세포의 처리 능력을 스캐빈저(환경 미화원)라고 부른다.

항원 정보를 T세포에게 전달한다

큰 포식세포는 면역 체계의 유도에도 중요한 작용을 한다. 탐식한 병원체 등의 항원 물질을 소화·분해하고 이를 펩타이드 조각의 형태로 MHC 클래스II 분자에 실어서 항원 정보를 보조 T세포로 전달한다. 이러한 역할을 해서 큰 포식세포를 항원 제시 세포라고 한다.

항원을 제시할 때 큰 포식세포는 사이토카인인 인터류킨1(IL-1)을 생산하여, 항원 제시를 받을 T세포를 활성화한다.

그리고 큰 포식세포 자신도 활성화된 T세포가 생산하는 사이토카인의 자극에 의해 활성화되어 이물 처리 능력과 이물 세포에 대한 공격을 증강시킨다.

리소좀 lysosome

세포 내 작은 기관 중 하나로 세포 내에서 소화·분해 작용을 하는 소포. 내부에 다양한 분해효소(리조팀, 페르옥시데이스, 에스테레이스, 라이페이스, 뉴클레이스 등)를 포함하며 단백질과 지질, 핵산(DNA와 RNA) 등을 분해할 수 있다. 세포 내에서 불필요해진 물질이나 외부에서 유입된 세균과 이물 등을 분해하여 처리한다.

페르옥시데이스 peroxidase

활성산소에서 발생하는 과산화수소를 분해하여 물과 무해한 물질로 변환하는 효소. 세포에게는 유해한 활성효소의 작용을 멈추게 하는 기능을 한다.

큰 포식세포의 항원 제시 능력

큰 포식세포는 항원 제시 세포로서 항원 정보를 보조 T세포에 전달하여 면역 반응을 유도하는 중요한 역할을 가지고 있다.

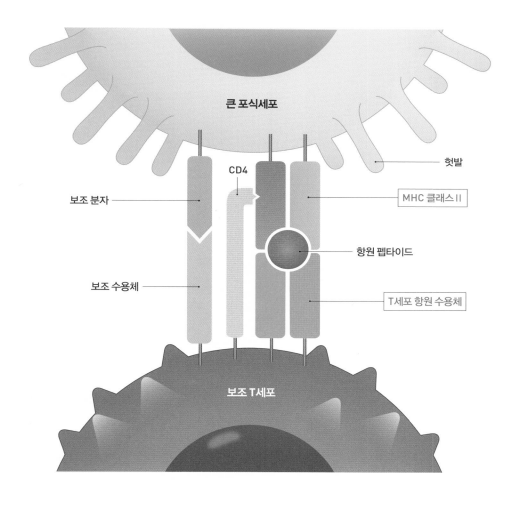

큰 포식세포는 병원체 등의 항원을 흡수하면 세포 내의 리소좀에서 분해하여 그 조각인 펩타이드를 MHC 클래스 II 분자에 실어서 세포 표면에 제시한다. 보조 T세포는 T세포 항원 수용체와 보조 수용체 CD4 분자를 가지고, 큰 포식세포의 MHC 클래스 II 분자와 항원 펩타이드를 인식하여 사이토카인을 분비한다.

가지세포의 작용

T세포에 항원 제시

가지세포는 큰 포식세포와 마찬가지로 골수 줄기세포에서 분화되어 말초 조직으로 이동해 세포 감염 등에 대한 면역 감시 기능을 하는 세포다. '가지'라는 말에 나타나듯 특유의 세포 돌기를 가진 형태를 띠고 있다.

항원 물질 등을 흡수하여 처리하는데, 단핵구나 큰 포식세포에서 보이는 왕성한 탐식 작용은 보이지 않는다. 림프액을 타고 국소의 림프샘으로 이동한 가지세포는 그곳에 존재하는 T세포와 상호 작용을 한다. 즉 T세포에 항원 정보를 제시하고, 스스로도 활성화하여 항원 제시 기능을 증강시킨다.

가지세포 표면에는 세균의 세포벽 구성 성분을 인식하는 수용체가 있는데 이를 이용해 세균을 세포 내로 빨아들인다. 이때 활성화되어 성숙 가지세포가 된다. 그리고 흡수한 항원을 분해하여 매우 효율적인 항원 제시 세포로서 기능을 발휘한다. 이것이 가지세포의 가장 큰 특징이다.

미 / 니 / 지 / 식

가지세포와 암

가지세포의 강력한 항원 제시 능력을 이용해 암을 치료하는 시도가 이루어지고 있다. 환자에게서 채취한 가지세포를 암세포와 같이 배양하여 암 항원을 확실하게 습득시킨다. 이후 환자의 체내에 투여하여 세포독성 T세포가 암세포를 공격하게 하는 방법이다. 암 면역 요법 중 하나로 가지세포 요법이라고도 한다. ▶218쪽

가지세포의 종류

T세포, B세포와의 관련	가지세포의 종류	분포하는 곳
T세포 관련 가지세포	골수계 가지세포	전신에 분포
	형질세포 유사 가지세포	전신에 분포
	랑게르한스세포	표피
	가지돌기세포	림프샘, 지라, 가슴샘
	진피 내 가지세포	진피
B세포 관련 가지세포	배 중심 가지세포	림프 조직 내의 림프 소포(배 중심)
	소포 가지세포	림프 조직 내의 림프 소포

도움체의 초기 반응

도움체 계통에는 고전 경로, 대체 경로, 렉틴 경로 등 세 가지 활성화 경로가 있으며, 각각 초기 반응이 다르다.

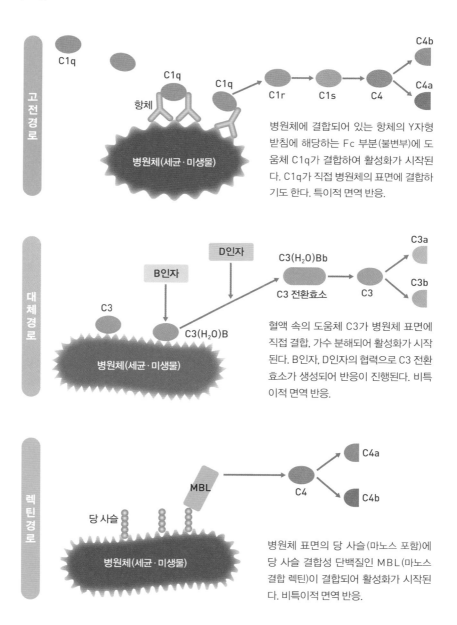

고전 경로

병원체에 결합되어 있는 항체의 Y자형 받침에 해당하는 Fc 부분(불변부)에 도움체 C1q가 결합하여 활성화가 시작된다. C1q가 직접 병원체의 표면에 결합하기도 한다. 특이적 면역 반응.

대체 경로

혈액 속의 도움체 C3가 병원체 표면에 직접 결합, 가수 분해되어 활성화가 시작된다. B인자, D인자의 협력으로 C3 전환 효소가 생성되어 반응이 진행된다. 비특이적 면역 반응.

렉틴 경로

병원체 표면의 당 사슬(마노스 포함)에 당 사슬 결합성 단백질인 MBL(마노스 결합 렉틴)이 결합되어 활성화가 시작된다. 비특이적 면역 반응.

도움체가 감염 초기에는 대체 경로나 렉틴 경로를 통해 항체가 없어도 활성화되므로 자연 면역계에서 기능하는 작동기로서 중요한 역할을 한다.

고전 경로는 T세포나 B세포의 적응 면역계를 활성화하는 데 중요하다. 옵소닌 작용에 의해 병원체는 큰 포식세포 등의 식세포에 탐식되기 쉬운 상태가 되며 그 항원이 T세포에 제시된다.

도움체 계통의 활성화 1

도움체 계통의 활성화와 병원체의 파괴가 어떻게 이루어지는가, 세 가지 경로별로 살펴보자.

고전 경로: 고전 경로의 개시는 항원에 결합한 항체 분자에 도움체 C1이 결합하면서 시작된다. C1은 C1 복합체(C1q, C1r, C1s) 형태로 존재하며 C1q가 항체인 Fc 영역에 결합하여 활성화에 불을 붙인다. 또 C1q가 병원체 표면에 직접 결합한 경우에도 활성화가 된다. 결합한 C1q 분자는 구조가 변화되어 2분자인 C1r(세린 단백질 분해효소)을 활성화하고, 이어서 C1r이 2분자인 C1s(이것도 세린 단백질 분해효소)를 활성화한다.

C1 복합체는 C4에 결합해서 분해되고, 이어서 C2도 분해되어 C4b와 C2a를 생성한다. C4b와 C2a는 결합하여 C3 전환효소(C4b2a 복합체)가 된다.

여기까지의 반응을 초기 반응이라고 한다.

프로테이스인 C3 전환효소가 생성된 이후는 세 가지 경로의 반응 체계가 동일하다.

C3 전환효소가 병원체 표면에 결합하여 세 경로 모두 C3가 분해되어 활성화되고, 도움체 계통의 주요 작동기 분자인 C3b와 염증을 매개하는 C3a가 생성된다.

효소 케스케이드에 의해 반응은 더 진행된다. C3b는 병원체 표면에 결합하여 옵소닌 작용을 일으키고, C3b 수용체를 보유하는 탐식 세포의 포식을 촉진하여 병원체는 파괴된다.

한편 C3b는 C3 전환효소와 결합하여 C5 전환효소가 된다. 이것은 염증성 세포의 동원을 보조하는 C5a와 도움체 계통의 반응을 유도하는

도움체의 활성화 체계 1

도움체의 활성화 경로 가운데 기본이 되는 고전 경로는 병원체에 결합해 있는 항체에 도움체 C1q가 결합함으로써 활성화된다.

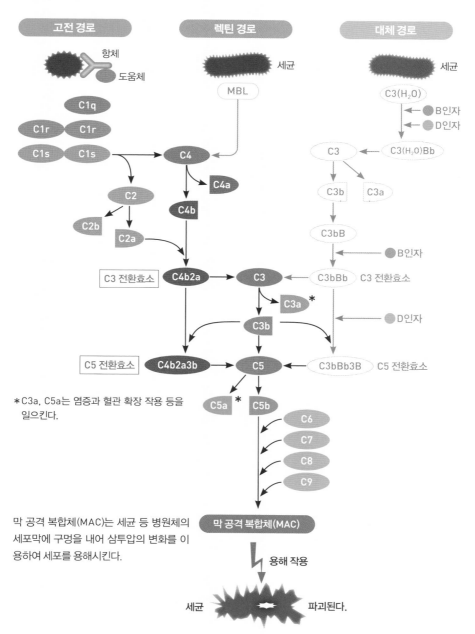

*C3a, C5a는 염증과 혈관 확장 작용 등을 일으킨다.

막 공격 복합체(MAC)는 세균 등 병원체의 세포막에 구멍을 내어 삼투압의 변화를 이용하여 세포를 용해시킨다.

C5b를 생산한다.

C3a와 C5a 모두 아나필라톡신 작용을 가지고 있으며 비만세포의 생리 활성 물질 방출의 방아쇠가 되어 혈관 투과성의 항진, 민무늬근 수축 등을 일으킨다.

C5b는 C6, C7, C8, C9와 결합하여 막 공격 복합체(MAC: menbrane-attack complex)를 형성한다. MAC는 도움체 활성화 경로에서 최종 산물로, 병원체의 세포에 구멍을 내어 삼투압을 이용해 용해시키는 작용을 한다.

도움체 계통의 활성화 2

다음은 대체 경로와 렉틴 경로다. 양쪽 모두 초기 반응 이후는 고전 경로와 반응 체계가 중복된다.

대체 경로: 병원체 표면에서 C3의 가수 분해가 자발적으로 이루어지면서 반응이 개시된다. 이 경로에서는 C3, B인자, D인자가 주요 구성요소다. 여기에 C3b의 반응이 더해져 C3 전환효소(C3bBb 복합체)가 만들어지고 그 다음 C5 전환효소(C3bBb3b 복합체)가 생성되어 MAC 합성으로 이어진다.

렉틴 경로: 이 경로는 병원체 표면의 당 사슬(마노스 포함)에 마노스 결합 렉틴(MBL: mannose-binding lectin)이 결합되어 활성화된다. MBL의 결합은 세린 프로테이스 단백질의 일종인 MASP를 활성화한다. MASP는 C4를 분해하여 C4a와 C4b를 생성하고, 이후 C2를 분해하여 C2a와 C2b를 생성한다. C4b와 C2a는 결합하여 C3 전환효소가 되고 이후는 고전 경로의 반응과 동일하게 진행된다.

또한 혈액 속에 다량으로 존재하는 도움체가 자가세포를 공격하는 일이 없도록 다양한 방법으로 도움체의 활성화가 억제된다.

도움체의 활성화 체계 2

도움체 계통 활성화에서 렉틴 경로는 병원체의 세포막에 있는 당 사슬에 당 사슬 결합성 단백질(MBL)
이 결합하여 활성화되고, 대체 경로는 병원체 표면에 접착한 도움체 C3에 의해 활성화된다.

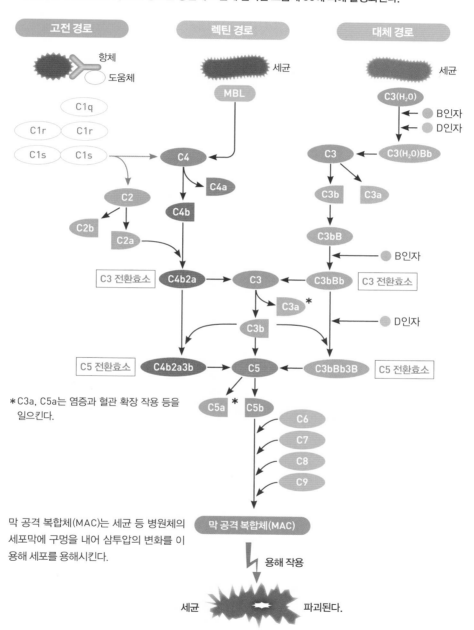

* C3a, C5a는 염증과 혈관 확장 작용 등을
  일으킨다.

막 공격 복합체(MAC)는 세균 등 병원체의
세포막에 구멍을 내어 삼투압의 변화를 이
용해 세포를 용해시킨다.

창자 면역과 기도 면역

생체의 면역 시스템에는 혈액이나 림프액 속의 면역세포가 주축이 되는 전신 면역과는 별개로, 소화관과 기도 등 국소 부위의 점막 상피세포에서도 감염 예방을 행하는 특수한 면역 체계가 발달해 있다. 이를 점막 림프 조직(MALT: Mucosal-Associated Lymphoid Tissue)이라고 총칭한다.

세균과 바이러스 등의 병원체는 외부와 통하는 피부나 소화관, 기도의 점막으로 침입한다. 소화관과 기도의 점막은 감염 예방의 이른바 최전선이다.

창자 면역

소화관에서 면역 조직은 합해서 창자 관련 림프 조직(GALT: Gut-Associated Lymphoid Tissue)라 불린다. 작은창자의 전체 표면적은 테니스 코트의 넓이에 필적한다고 하는데, 그만큼 넓은 면이 외부와 접촉하고 있다는 뜻이다. 작은창자에는 페이어판이라는 면역 조직이 있어서 소화관으로 이물(세균이나 바이러스 등)이 침입하는 것을 막아준다.

작은창자의 점막 표면은 융모로 빽빽하게 뒤덮여 있는데, 전자현미경으로 보면 곳곳에 융모가 없이 쑥 들어간 평편한 면이 산재되어 있는 것을 볼 수 있다. 이 평편한 부분이 페이어판이라 불리는 창자의 림프 조직이다.

페이어판에는 림프 소포가 존재하고, 큰 포식세포와 가지세포, T세포와 B세포가 모여 있다. 페이어판 상피에는 특수한 M세포가 있어서 이것이 바이러스나 세균을 잡아들여 림프 소포 안으로 들여오는 역할을 한다. M세포에게서 세균이나 바이러스를 건네받은 큰 포식세포나 가지세포는 보조 T세포에 항원을 제시하여 면역 반응이 시작된다.

보조 T세포에 의해 활성화된 B세포는 IgA 항체를 생산한다. 창자 면역에서 IgA 항체는 중요한 기능을 한다. 생산된 IgA는 창자 내 점액 속

미/니/지/식

창자 면역과
면역 관용

음식물을 소화·흡수하는 창자는 이물질인 비(항원)이 대량으로 들어오는 장소. 이들 비자기 단백질에 일일이 면역 반응을 하다가는 생체에 유익한 음식물 단백질이 흡수되지 못한다. 그래서 음식물 단백질에는 항체의 생산을 억제하는 등 면역 반응이 일어나지 않게 하는 체계가 있는데 이를 경구 면역 관용이라 부른다. ▶178쪽

창자 면역의 원리

창자의 점막에는 페이어판이라는 림프 조직이 있어서 병원 미생물의 체내로의 침입을 막아준다.

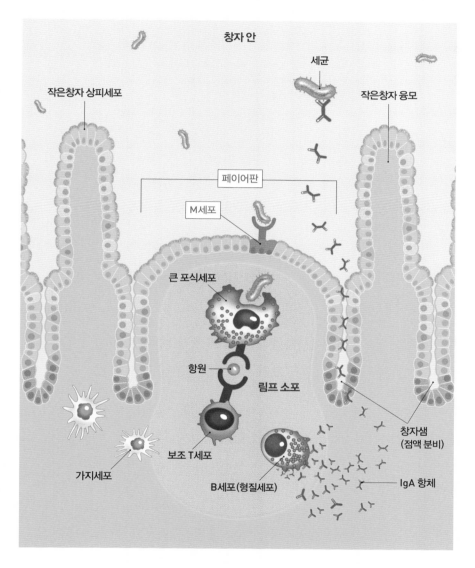

작은창자 점막의 림프 조직인 페이어판의 상피에는 세균 등 이물을 잡아들이는 M세포가 존재하여, M세포에서 이물을 받은 큰 포식세포는 보조 T세포에 항원을 제시한다. 보조 T세포는 B세포를 활성화하여 형질세포로 전환시키고 IgA 항체를 생산하게 한다. IgA 항체는 창자샘을 지나 창자 안(점액 속)으로 분비되어 세균 등의 항원에 결합해 체외로 배출시킨다.

으로 분비되어 창자 내의 세균에 결합, 세균을 무력화시켜 체외로 배출시킨다.

창자 면역에서는 점액의 기능도 중요하다. 소화관 표면을 덮고 있는 점액은 상피세포에 부착된 이물(항원)을 씻어내 보낸다. 점액 속에는 살균 작용을 하는 물질(리조팀 등)과 바이러스 비활성화 물질도 포함되어 있다. 그리고 특히 중요한 것이 IgA 항체인데, 병원 미생물의 침입을 최전선에서 막아주기 때문이다.

기도 면역

기도의 점막과 관련된 림프 조직에는 기관 관련 림프 조직(BALT: Bronchial-associated lymphoid tissue)이 있다. 기도 점막도 창자와 마찬가지로 외부와 넓게 접촉하고 있다. 기도 점막의 전 표면적을 재어보면 작은창자처럼 테니스 코트의 넓이에 상당한다고 한다. 외부와의 접촉 면적이 넓은 만큼 병원 미생물의 감염의 위기에 늘 노출되어 있다.

기도 점막의 내부에는 림프 소포가 있고, 가지세포와 큰 포식세포, T세포, B세포가 모여 있다. 세균이 침입해 들어오면 창자 면역과 마찬가지로 면역 반응이 일어난다. 큰 포식세포에 의한 비특이적인 탐식 작용(자연 면역), 그리고 보조 T세포 중심의 적응 면역이 기능한다. B세포가 생산하는 항원에 특이적인 IgA 항체는 기도 표면을 덮고 있는 점액 속으로도 분비된다.

기도 면역에서도 점액의 역할은 중요하다. 점액 속에 살균 작용을 가진 물질 등이 들어 있어서 IgA 항체와 함께 병원체를 제거한다.

림프 소포의 상부는 점막에 돌출되어 있는 형태라 기도의 점액 속으로 병원 미생물이나 이물이 침입하는 것을 미연에 막아 호흡기 감염증으로부터 생체를 지켜준다.

용/어/해/설

호흡기 감염증
코안에서 기관, 기관지, 세기관지에 이르는 기도와 그 끝의 허파 꽈리와 허파에 세균이나 바이러스가 감염되어 생기는 질환. 감기 증후군, 인플루엔자, 홍역, 풍진, 각종 폐렴, 결핵 등이 있다. 만성 폐쇄성 폐질환 등도 포함된다.

기관지 등의 점막에는 림프 소포가 존재하며 흡입된 세균 등 이물이 체내로 침입하는 것을 면역세포가
막아준다.

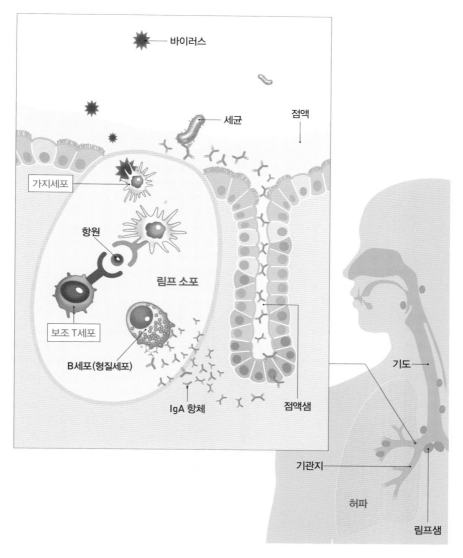

기관지 점막에 돌출되어 있는 림프 소포에는 가지세포와 큰 포식세포, 보조 T세포와 B세포가 모여 세균 등
병원 미생물의 체내 침입을 막는다.

　B세포가 생산하는 IgA 항체는 점액 속으로 분비되어 감염을 막는 데 중요한 역할을 한다.

면역세포가 가진 다양성의 원리

무수한 항체와 수용체

한 개의 B세포는 그 표면에 한 종류의 항원에 반응하는 B세포 항원 수용체(BCR)만 가지고 있다. B세포 항원 수용체는 항체와 같은 것으로, 무수하다고 할 만큼 많은 종류가 존재한다. T세포가 가지고 있는 T세포 항원 수용체(TCR)도 마찬가지다. 한 개의 T세포는 한 종류의 수용체만 가지고 있는데, T세포 전체로 보면 방대한 종류의 수용체가 존재한다.

생체가 가진 이러한 천문학적인 다양성은 어떻게 실현된 것일까?

다양성을 낳는 것은 유전자 재조합

B세포 항원 수용체와 T세포 항원 수용체는 모두 단백질로 이루어져 있다. 생체에서 단백질은 유전자에 기재된 정보(아미노산 배열)의 전사와 번역을 통해 만들어진다. 그런데 사람의 유전자에서 단백질을 만드는 유효한 유전자는 약 3만 개라고 알려져 있다. 다양한 항체를 만들려면 이것만으로는 상당히 부족하다.

그렇다면 유전자는 어떻게 무수한 항체와 수용체를 만들어내는 것일까? 그 교묘한 작동 원리를 해명한 사람이 도네가와 스스무 박사다. 그 원리가 바로 유전자 재조합이다.

도네가와 박사는 유전자 DNA에서 RNA에 전사된 유전 정보가 파트별로 조합이 바뀌어 재구성된다는 사실을 발견했다. 재조합된 유전 정보는 원래 유전자에는 없었던 새로운 단백질을 만들 수 있는 것이다. 이 발견을 인정받아 도네가와는 1987년 노벨 의학 생리학상을 수상했다.

도네가와 박사가 발견한 유전자의 재조합을 스플라이싱이라고 한다.

중/요/어/구

스플라이싱 Splicing
유전자 DNA의 정보를 전사한 메신저 RNA(mRNA)에는 단백질의 아미노산 서열 중 비암호화 부위인 인트론이 있는데, 그 불필요한 인트론 부분을 잘라내고 단백질의 암호화한 부분만을 연결해서 변환하는 것을 스플라이싱이라고 한다. 이 과정에서 유전자 재조합이 일어난다. 스플라이싱에 의해 수억, 수십억에 이르는 단백질을 만드는 것이 이론상 가능해졌으며, B세포가 수십만 종류나 되는 알려진 항체를 만들 수 있는 이유도 이로써 해명되었다.

사람의 세포 내에서는 유전자 DNA에서 단백질의 유전 정보가 메신저 RNA(mRNA)로 전사되면 세포질에 존재하는 리보솜이 mRNA의 정보를 받아, tRNA가 운반해온 아미노산을 연결하여 단백질이 합성된다.

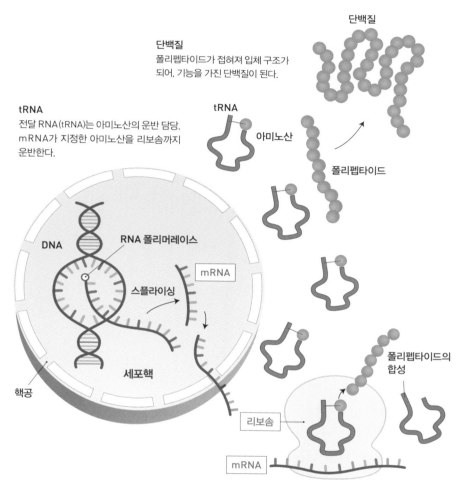

단백질
폴리펩타이드가 접혀져 입체 구조가 되어, 기능을 가진 단백질이 된다.

단백질

tRNA
전달 RNA(tRNA)는 아미노산의 운반 담당. mRNA가 지정한 아미노산을 리보솜까지 운반한다.

tRNA

아미노산

폴리펩타이드

DNA

RNA 폴리머레이스

스플라이싱

mRNA

세포핵

핵공

폴리펩타이드의 합성

리보솜

mRNA

유전자 DNA의 두 사슬이 풀어지면 RNA 폴리머레이스(RNA 합성효소)에 의해 DNA의 단백질 정보(아미노산 서열)가 mRNA에 전사된다. mRNA는 스플라이싱을 통해 불필요한 부분을 떼어낸다. 이 과정에서 유전자 재조합이 일어난다. mRNA는 핵 밖으로 나와 리보솜으로 들어가 단백질의 합성이 시작된다.

리보솜
세포 내의 단백질 합성 공장. mRNA가 지정하는 아미노산 서열대로 tRNA가 운반해온 아미노산을 합성시켜 폴리펩타이드를 만든다.

B세포의 항체 생성 원리

유전자 재조합을 통해 다양성이 생겨나는 원리를 B세포와 항체를 통해 확인해보자.

Y자 모양 항체(Ig)의 가변부가 항원과 결합할 수 있는 B세포 항원 수용체로서 기능하는데, 그 다양성은 H사슬, L사슬의 유전자 재조합에 의해 생겨난다.

H사슬 가변부의 유전자는 V, D, J라 불리는 세 파트(영역)로 구성되어 있다. V유전자의 영역에는 200~1,000개, D유전자의 영역에는 약 15개, J유전자의 영역에는 4개의 유전자가 존재한다. 각 영역 안에서 한 개의 유전자가 무작위로 선택(재조합)되고, 선택받지 못한 다른 V, D, J 유전자는 제거되고 하나로 이어진다. 스플라이싱이 일어나는 것이다. 여기에 불변부인 C유전자가 결합한다.

이렇게 하여 다양성을 획득한 H사슬을 보유하는 것이 프리 B세포가 된다.

이어서 L사슬의 재조합이 마찬가지로 일어난다. L사슬 유전자에는 D 영역이 없기 때문에 V-J 사이에서 재조합이 일어나, 기능적인 L사슬이 발현되고, 세포질 내에 존재하는 H사슬과 결합하여 IgM 형태로 세포 표면에 나타난다.(미성숙 B세포) 이 세포 표면에 존재하는 sIg가 바로 B세포 항원 수용체이자 항체가 되는 부분이다.

항체의 클래스 변환

이 수용체를 보유하는 미성숙 B세포는 항원과 특이적으로 반응한 뒤, 나아가 불변부의 C영역에서 유전자 재조합이 일어난다. 같은 항원에 결합할 수 있는 가변부의 특이성은 남겨두고 불변부의 형상이 다른 H사슬을 보유한 아이소타입(클래스)이 만들어진다. 항체의 클래스 변환이라 부르며 IgM, IgG, IgA, IgD, IgE 등 다섯 종류의 항체가 만들어진다. 그리고 최종적으로 형질세포로 분화·증식하여 항체를 대량 분비하게 된다.

미 / 니 / 지 / 식

항체 H사슬의 다양성

H사슬의 V, D, J 유전자에는 각각 복수의 종류가 있는데 한 개씩 선택받게 되면 그 조합의 수는 최대 약 6만 개까지 나올 수 있다.(1,000×15×4) 이 V, D, J 부분의 유전자에는 특히 돌연변이가 일어나기 쉽다고 알려져 있어 그 변이를 감안하면 H사슬의 종류는 한층 더 늘어나게 된다.

항체의 H사슬에는 항원과 결합할 수 있는 가변부가 있으며 유전자 재구성에 의해 다양한 H사슬이 만들어져 자연계에 존재하는 방대한 수의 항원에 대응할 수 있게 된다.

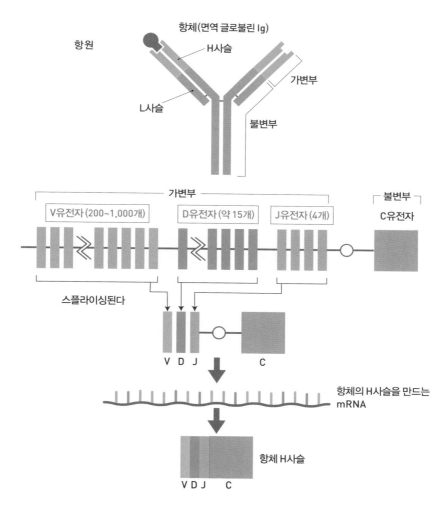

항체 H사슬의 유전자는 V, D, J의 세 파트(영역)로 나뉜 가변부에 불변부의 C유전자가 결합하는 형태로 구성되어 있다. V영역에는 200~1,000개, D영역에는 약 15개, J영역에는 4개의 유전자가 존재하고 재조합되는 과정에서 V, D, J 유전자의 조합에 변환이 일어나(스플라이싱) 각각 한 개씩 선택되어 결합한다. 선택받지 못한 유전자는 잘려 나간다. 선택받은 V, D, J 유전자에 불변부의 C유전자가 결합되어 항체 H사슬의 유전자가 완성된다. 이 재조합은 항체 전체의 유전자에서 H사슬의 유전자가 mRNA에 전사되는 과정에서 일어난다. 그리고 H사슬 유전자의 mRNA에서 H사슬 단백질이 만들어진다.

사람의 자기 표지 HLA

지금까지 세포 표면에 존재하는 자기 표지가 MHC(주조직 적합 항원 유전자 복합체)라고 설명했는데 사람의 경우 별도로 이 MHC 분자를 사람 주조직 적합 항원 HLA(Histocompatibility Locus Antigen. 이전에는 Human Leukocyte Antigen)라고 부른다.

HLA는 발견 당초는 백혈구의 표면에만 존재한다고 여겨져 왔는데 오늘날은 전신의 세포 표면에 존재한다고 알려져 있다.

HLA와 면역의 관계

HLA는 자기를 식별하는 표지이므로 자연 면역에서는 비자기를 공격하는 백혈구나 NK세포의 표적이 되는 것을 막아주는 표지다. 자연 면역에서는 자기와 비자기를 대략적으로 구분하고 있다.

적응 면역에서는 감염세포의 HLA 클래스I 분자가 세균 등 외래 항원을 끼우고 세포 독성 T세포에 제시한다. HLA의 클래스II 분자 쪽은 항원 제시 세포가 탐식한 외래 항원을 자신의 클래스II 분자에 결합하여 보조 T세포에 항원을 제시한다. 양쪽 다 중요하다.

사람 HLA형의 다형성

사람의 HLA형은 유전자에 의해 결정된다. 유전자 DNA의 6번 염색체 상에 HLA형의 유전 정보가 일렬로 늘어서 있다. HLA형은 클래스I 분자가 A, B, C 등 세 개 유전자, 클래스II 분자가 DP, DQ, DR 등 세 개 유전자, 도합 6개 유전자(쌍을 이루므로 12개)로 구성된다. 각 유전자마다 여섯 가지에서 수십 가지 유형이 존재하므로 조합하면 그 수가 방대해진다.

사람의 세포 표면의 HLA형이 완전히 일치할 확률은 타인 간에는 수천에서 수만 분의 1 정도다.

미 / 니 / 지 / 식

HLA와 장기 이식

장기 이식에서는 거부 반응을 피하기 위해 기증자의 장기의 HLA형과 이식받는 이식자의 HLA형이 일치해야 한다. 그러나 HLA형의 완전 일치는 어려우므로 HLA 중 A, B, DR의 세 가지 유전자(유전자는 부모에게서 하나씩 받으므로 6개의 유전자)가 일치하면 이식 가능하다고 판단한다. 거부 반응을 피하기 위해서는 그중에서도 특히 DR의 일치가 중요하다.

HLA의 유전 형식

HLA는 부모의 유전자(한 쌍)에서 HLA 유전자를 각각 한 개씩 물려받는다.

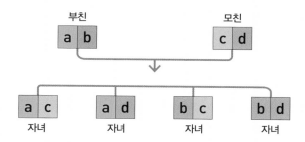

a b c d HLA 유전자

부모로부터 자녀에게는 네 가지 방식으로 HLA형이 유전된다. 부모와 자녀의 HLA형이 일치하는 경우는 거의 없으나 자녀끼리(형제자매)는 4분의 1의 확률로 같은 HLA형이 유전될 가능성이 있다.

HLA의 유전자 구성

HLA의 유전자는 클래스II 분자가 DP, DQ, DR 등 세 개 유전자, 클래스 I 분자가 B, C, A 등 세 개 유전자로 구성되어 있다.

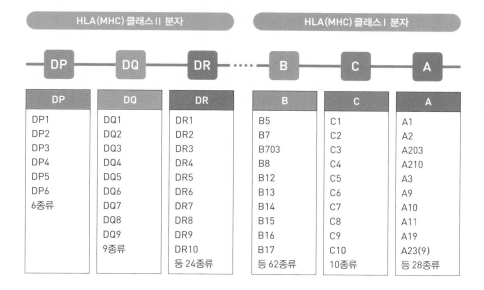

DP	DQ	DR	B	C	A
DP1	DQ1	DR1	B5	C1	A1
DP2	DQ2	DR2	B7	C2	A2
DP3	DQ3	DR3	B703	C3	A203
DP4	DQ4	DR4	B8	C4	A210
DP5	DQ5	DR5	B12	C5	A3
DP6	DQ6	DR6	B13	C6	A9
6종류	DQ7	DR7	B14	C7	A10
	DQ8	DR8	B15	C8	A11
	DQ9	DR9	B16	C9	A19
	9종류	DR10	B17	C10	A23(9)
		등 24종류	등 62종류	10종류	등 28종류

유전자 DNA의 6번 염색체 자리에 HLA형을 만드는 유전자 DP, DQ, DR와 B, C, A가 일렬로 연결되어 있다. 유전자는 한 쌍이므로 총 12개의 유전자가 존재한다. 이들 유전자에는 위 표와 같이 각각 복수의 유형이 존재하기에 조합하면 그 수가 방대해진다. 사람의 HLA형이 상당히 높은 다형성을 보이는 것도 이 때문이다.

면역세포의 CD 분류

림프구의 표면 항원으로 분류

T세포나 B세포와 같은 림프구에는 각각 많은 아군(하위 그룹)이 존재하는데 분화 단계와 기능별로 세세하게 분류가 되어 있다. 이를 서브셋(subset)이라고 말한다.

이러한 T세포와 B세포의 서브셋은, 세포막상에 발현하는 다양한 분자를 통해 구별해서 확인할 수 있다. 이들 림프구의 표면에 있는 분자가 표지로 사용되는데, 표지를 항원으로 하는 단일 클론 항체가 개발되면서 하나하나 검출되어 구별할 수 있게 되었다.

검출된 림프구의 표면 항원에 번호를 붙여 정리한 것이 CD(Cluster of Differentiation) 분류다.

분류는 사람 백혈구 항원에 관한 국제 규모 워크숍 HLDA(Human Leucocyte Differentiation Antigens)에 의해 진행되어 왔는데 현재는 워크숍의 명칭이 HCDM(Human Cell Differentiation Molecules)으로 바뀌었다.

림프구의 구조와 기능을 알 수 있다

현재 CD1에서 시작해 CD360에까지 이른 CD 분류는 림프구의 표면 항원뿐 아니라 면역 체계와 관련된 다른 세포(큰 포식세포, NK세포 등)의 구조와 기능(사이토카인 수용체, 접착 인자, 신호 전달 분자 등)까지도 상세히 분류할 수 있다.

T세포 표면의 보조 수용체인 CD4 분자와 CD8 분자, CD3 분자 등은 모두 CD 분류에 의해 번호가 매겨져 정리되어 있다.

CD 번호는 워크숍에서 개발된 순서로 붙였기에 번호 자체에 별다른 의미는 없다. 또 CD 분자에 복수의 분자종이 있는 경우 CD1a와 같이 숫자 뒤에 차례로 표기했다.

CD 번호	주요 발현 세포	주요 기능
CD1	큰 포식세포, 가지세포 등	CD1은 a~e까지 다섯 가지 유형. a~c가 항원 제시 세포에 발현. MHC 클래스 I 유사 분자
CD3	성숙 T세포	보조 T세포의 보조 자극 분자(T세포 항원 수용체와 복합체 형성)
CD4	T세포	보조 T세포의 보조 수용체에서 MHC 클래스 II 분자를 인식
CD8	T세포	세포 독성 T세포의 보조 수용체에서 MHC 클래스 I 분자를 인식
CD11	백혈구, 큰 포식세포, NK세포 등	CD11a~d까지 네 가지 유형. 접착 분자. 백혈구의 이동과 접착에 관여
CD20	B세포	성숙 B세포의 표지
CD25	활성화 T세포(Treg세포 포함), B세포, 큰 포식세포	
CD28	T세포	T세포의 신호 전달에 관여하는 보조 수용체
CD34	조혈모세포	조혈모세포의 표지
CD37	성숙 B세포	성숙 B세포의 신호 전달에 관여
CD55	세포 전반	도움체 억제 물질. 도움체로부터 자가세포를 지킨다.
CD58	백혈구, 적혈구, 혈관 내피세포 등	접착 분자. T세포 등의 접착에 관여
CD80	큰 포식세포, 가지세포	T세포 활성화를 위한 신호 전달의 보조 자극 분자
CD86	큰 포식세포, 가지세포	T세포 활성화를 위한 신호 전달의 보조 자극 분자
CD133	조혈모세포	조혈모세포의 표지
CD134	활성화 T세포	T세포의 활성화를 위한 보조 수용체

T세포와 MHC 분자의 관계

자기와 비자기를 식별하여 비자기를 공격하는 것이 면역 반응의 본질인데, 그 이해를 까다롭게 만드는 것이 있다. 바로 자기 표지 MHC 분자와 T세포의 관계다.

면역 반응의 중심에 있는 T세포가 비자기인 적을 일방에서 공격한다면 이야기는 단순하다. 하지만 실제로 T세포는 자기 MHC 분자의 도움 없이는 적의 특징(항원)을 알 수 없어서 공격 명령을 내리지 못한다.

이것을 밝힌 사람이 피터 도허티와 롤프 칭커나겔 박사다. 이들은 MHC 분자가 a라는 쥐에게 바이러스 X를 감염시켜 세포 독성 T세포를 유도하고, 그 T세포를 같은 바이러스 X를 감염시킨 MHC 분자 b의 세포와 같이 두었더니, a의 감염세포는 쉽게 죽이고도 b의 바이러스 감염세포는 죽이지 않았다. 똑같이 바이러스 X를 감염시킨 MHC 분자 c의 세포, d의 세포도 a에서 채취한 T세포는 작용할 기미가 전혀 보이지 않았던 것이다.

MHC 분자 a 하에서 항원을 인식한 T세포는 MHC 분자 a가 없는 곳에서는 기능하지 않는다. 이 현상을 T세포의 'MHC 구속성'이라 부른다. 두 박사는 이 발견으로 1996년도 노벨의학생리학상을 수상했다.

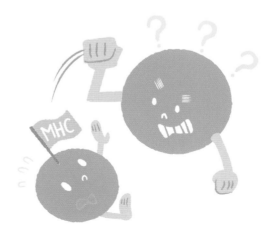

제3장

면역 체계의 보조 인자

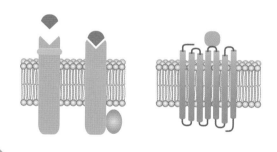

사이토카인 네트워크

면역세포와 사이토카인

사이토카인은 세포가 생산·분비하는 생리 활성 물질로, 면역 체계의 보조 인자로서 중요한 역할을 한다.

병원체 등 항원이 생체 내로 침입하면 생체는 항원을 인식하여 항체를 생산하고 세포성 면역을 유도한다. 항원을 인식한 T세포가 작동기로서 기능하기 위해서는 큰 포식세포가 생산하는 사이토카인, 인터류킨1(IL-1)이 필요하다. 항원을 인식한 CD4 분자를 보유한 T세포는 IL-1의 자극을 받아 분화·증식하여 보조 T세포가 되고 IL-2, IL-4, IL-5, IL-6 등의 사이토카인을 생산한다.

한편 IL-1의 자극을 받은 CD8 분자를 가진 T세포는 세포막 표면에 IL-2 수용체(IL-2R)를 발현하여 보조 T세포가 생산한 IL-2와 결합 후 증식·분화하여 세포 독성 T세포가 된다.

특이적인 항체를 생산하는 B세포는 B세포막 표면에 발현해 있는 B세포 항원 수용체(sIg 항체)와 상보적인 항원이 결합하면서 시작된다. 그리고 항원을 인식한 보조 T세포가 생산하는 IL-4, IL-5, IL-6 등의 사이토카인에 의해 활성화되고, 증식·분화의 과정을 거쳐 최종적으로 항체 생산 세포(형질세포)로 성숙한다.

하나의 사이토카인이 여러 세포에 작용

보조 T세포가 중심이 되는 사이토카인에 의한 세포 독성 T세포의 유도와 항체 생산 세포의 성숙에는 큰 포식세포와 T세포 등 복잡한 세포 간 상호 작용이 필요하다. 이들을 중개하는 것은 면역세포 사이에 일어나는 사이토카인의 연쇄적인 생산이다.

실제로 한 종류의 세포가 다종다양한 사이토카인을 생산하고, 한 종류의 사이토카인이 다종다양한 세포에 작용한다. 그리고 받아들이는 각

용/어/해/설

작동기 effector
주위 조직에 대해 실제로 효과적인 작용을 일으킬 수 있는 세포나 물질을 말한다. 상대 세포를 공격하거나 효소 반응을 촉진 또는 정지시키는 작용을 한다.

sIg 항체
s는 surface의 s, 즉 표면 면역 글로불린을 말한다. B세포의 분화 과정에서 맨 처음에 세포막 표면에 발현하는 B세포 항원 수용체. sIg에 항원이 결합하여 B세포가 항체를 생산·분비하는 형질세포로 분화한다.

각의 세포는 사이토카인 수용체를 발현한다. 이처럼 면역 담당 세포 사이에는 복잡한 사이토카인 네트워크가 구축되어 매우 교묘한 반응 조절 기구가 작동한다.

사이토카인에 의한 면역세포의 상호 작용

면역세포는 생산하는 사이토카인에 의해 상호 작용하는 복잡한 관계를 맺고 있다.

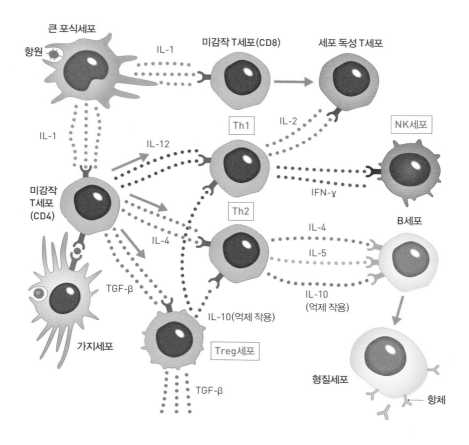

큰 포식세포가 분비하는 IL-1 자극에 의해 미감작 T세포(CD4 또는 CD8 보유)가 보조 T세포(Th1, Th2)나 Treg세포, 세포 독성 T세포로 분화한다. 각각의 T세포는 다시 사이토카인을 분비하여 각 사이토카인의 수용체를 가지고 있는 세포를 활성화한다. Treg세포가 분비하는 사이토카인만 억제 기능을 가지고 있다.

사이토카인이란

사이토카인의 성상과 작용

사이토카인(cytokine)은 면역세포의 상호 작용에 불가결한 존재인데, 사이토카인이란 과연 무엇일까?

사이토카인은 면역세포가 활성화 자극에 응하여 생산·분비하는 분자량 8,000~30,000개의 단백질 또는 당단백질로, 수용하는 쪽 세포의 특이적 수용체에 결합하여 세포 내로 신호가 전달되어 작용한다. 극히 저농도인 1조 분의 1몰(pmol/L)로 작용하여 생산 세포 자신 또는 인접 세포에 작용한다. 어떤 종류의 사이토카인은 호르몬처럼 혈류를 매개로 멀리에 존재하는 세포에도 작용한다.

림프구가 생산하는 사이토카인은 림포카인(lymphokine)이라고도 한다. T세포가 생산하는 사이토카인은 대부분 인터류킨(IL: interleukin)이라고 불리며, 뒤에 숫자를 붙여 명명된다.

보조 Th1세포는 인터페론 γ(IFN-γ)를 생산하여 큰 포식세포를 활성화하고, 보조 Th2세포는 IL-4, IL-5를 생산, B세포를 활성화하여 항체 생산을 촉진한다. 또 Th2세포는 IL-10을 생산하여 큰 포식세포의 활성화를 막아 미감작 T세포(Th0세포)에서 Th1세포로 분화되는 것을 제어한다.

사이토카인은 표적세포에 결합하여 신호를 전달하여 그 세포에 변화를 일으킨다. 반면 케모카인은 표적세포를 불러 모으는 임무를 맡는다.

케모카인은 집합 지령을 전달

케모카인은 세포의 주화성 인자로서 작용하는 사이토카인으로, 그것에 대응하는 수용체를 보유한 세포를 케모카인 생산 부위에 불러 모은다. 큰 포식세포가 생산·분비하는 사이토카인에는 IL-1, IL-6, IL-12, 종양 괴사 인자 α(TNF-α)나 케모카인인 IL-8이 포함된다. 또 모든 케모카인

용/어/해/설

분자량

화합물 등 물질(분자)의 상대적 질량을 나타내는 값으로 그 분자를 구성하는 원자의 원자량의 총합이다. 수소 원자를 1로 했을 때 원자량의 합계량. 암모니아(NH3)의 분자량은 수소 원자량이 1×3, 질소의 원자량이 14로 합계 17이 된다.

미/니/지/식

염증 반응은 방어 반응

세균이나 바이러스 등의 감염 부위에 나타나는 염증은 세균이 일으키는 것이 아니라 호중구 등 면역세포가 일으키는 것으로 생체의 방어 반응 중 하나다. 면역세포가 분비하는 사이토카인에 의해 혈관 투과성이 항진되면 부기가 생기는데, 이는 호중구 등이 혈관벽을 통해 쉽게 빠져나가도록 만들어서 세균이 있는 여러 조직으로 빨리 이동시키기 위해서다. 발적을 일으키는 혈관 확장도 감염 부위로 혈류를 증가시켜 조직 수복을 서두르기 위해서다.

은 아미노산 배열에서 공통된 특징을 가지고 있는데, 그 수용체가 7회 막 관통형 수용체라는 점이다.

사이토카인과 그 수용체 유전자를 파괴한 유전자 변형 쥐를 이용한 연구에서, 사이토카인의 생리학적 기능이 구체적으로 해명되었다.

다양한 항원 자극으로 일어나는 면역 반응에서 생체는 생체 방어라는 관점에서 가장 적합한 반응을 선택한다. 그리고 결과적으로 면역 반응은 그것을 유도한 사이토카인에 의해 지배된다.

용/어/해/설

7회 막 관통형 수용체
보통 수용체는 세포막을 1회 관통하는 막 단백질인데, 케모카인 수용체는 세포막을 7회 나 드나드는 특수한 형태를 가진 막 단백질이다. ▶124쪽

사이토카인과 케모카인

사이토카인은 표적세포 자체를 활성화하고 케모카인은 표적세포를 이동시켜 불러 모은다.

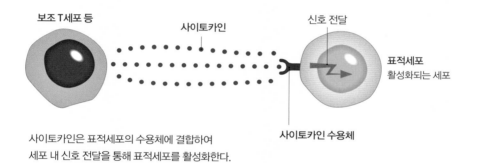

사이토카인은 표적세포의 수용체에 결합하여
세포 내 신호 전달을 통해 표적세포를 활성화한다.

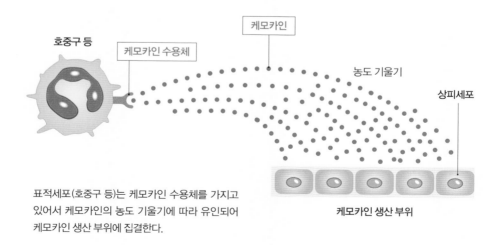

표적세포(호중구 등)는 케모카인 수용체를 가지고
있어서 케모카인의 농도 기울기에 따라 유인되어
케모카인 생산 부위에 집결한다.

자연 면역과 사이토카인

생체 방어 기능을 하는 사이토카인

자연 면역계에서 사이토카인의 관여는 감염에 대한 생체 방어로 이해할 수 있다.

예컨대 큰 포식세포를 대표로 하는 식세포는 염증성 사이토카인과 케모카인의 생산을 조절하고 호중구를 감염 부위에 집적시켜 식작용을 통해 파괴한다. 또 바이러스에 감염된 세포는 인터페론의 생산을 촉진, NK세포를 활성화하여 바이러스 감염세포를 제거한다.

이들 자연 면역을 조정하는 사이토카인에 대해 알아보자.

인터페론 α(IFN-α)와 인터페론 β(IFN-β): 세포에 대해 항바이러스 증식 작용을 유도하는 사이토카인으로 IFN-α는 주로 큰 포식세포, IFN-β는 섬유 아세포에 의해 생산된다. NK세포에 작용하여 바이러스 감염세포의 제거에도 작용한다.

인터류킨1(IL-1): 인터류킨1(IL-1)에는 현재 IL-1α와 IL-1β 두 종류가 있는 것으로 보인다. IL-1α 및 IL-1β는 동일한 IL-1 수용체에 결합하여 생리 작용을 발현한다. 두 종류의 IL-1 사이에 생리 작용의 차이는 없는 것으로 알려져 있다. 활성화된 큰 포식세포에서 생산된 IL-1은 혈관 내피의 활성화, 림프구, 단핵구 및 과립구 등 면역세포의 증식 촉진 효과도 발휘한다.

인터류킨6(IL-6): IL-6은 림프구, 큰 포식세포, 섬유 아세포, 내피세포, 메산지움 세포 등 다양한 세포에 의해 생산된다. 세포 감염 시에 큰 포식세포는 세포 표면의 수용체(Toll 유사 수용체)를 매개로 세포 내로 전달되어 IL-6을 비롯한 다양한 사이토카인을 분비한다. IL-6은 림프구

용/어/해/설

염증성 사이토카인
염증을 야기하는 면역세포를 불러 모아 염증을 강화시키는 기능을 하는 사이토카인이다. 인터류킨인 IL-1, IL-6과 종양 괴사 인자(TNF) 등이 있다. 반대로 염증을 억제하는 사이토카인은 항염증성 사이토카인이라고 하며 IL-4, IL-10, TGF-β 등이 있다.

활성화와 체액성 면역의 증강에 작용한다.

종양 괴사 인자 α(TNF-α): TNF-α는 주로 큰 포식세포에 의해 생산되어 염증 매개체(IL-1, IL-6, 프로스타글란딘 E2 등)와 형질세포에 의한 항체 생산의 항진을 통해 감염 방어에 관여한다.

큰 포식세포와 사이토카인

자연 면역에서 큰 포식세포는 식세포 작용을 하며 다양한 사이토카인을 분비하여 생체를 감염으로부터 보호한다.

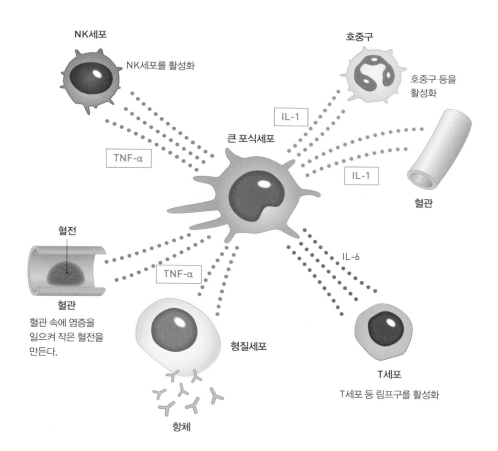

NK세포

NK세포를 활성화

호중구

호중구 등을 활성화

IL-1

큰 포식세포

TNF-α

IL-1

혈관

혈전

혈관

혈관 속에 염증을 일으켜 작은 혈전을 만든다.

TNF-α

IL-6

형질세포

T세포

T세포 등 림프구를 활성화

항체

인터류킨12(IL-12): 자연 면역에서 IL-12는 NK세포와 NKT세포를 활성화하여 IFN-γ의 생산을 유도한다. 활성화된 큰 포식세포와 B세포에서만 생산되며 T세포에 의해 생산되지 않은 유일한 사이토카인이다.

감염 시 큰 포식세포가 분비하는 IL-12는 미감작 보조 T세포(Th0세포)를 Th1세포로 분화시킨다.

발열과 혈관 확장을 유도한다

큰 포식세포에서 생산되는 TNF-α, IL-1과 IL-6은 감염 국소에 대한 자연 면역에만 관계하는 것은 아니다. TNF-α, IL-1, IL-6은 내인성 발열 물질로서 인체에서 발열을 유도한다. 병원균은 평상시 체온에서 증식한다는 특성을 봐도 사이토카인에 의한 체온 상승은 생체에 병원균의 증식을 억제하기 위한 이로운 반응이다.

뿐만 아니라 TNF-α, IL-1과 IL-6은 간세포에 작용하여 급성기 단백질로 일컬어지는 단백질을 유도한다. 대표적인 급성기 단백질인 C반응성 단백질(CRP: C-reactive protein)의 생산량은 염증 반응의 강도에 영향을 주며, 혈청 속 CRP를 측정하여 그 값을 염증 반응의 지표로 삼는다.

또 급성기 단백질은 골수 내피세포에 작용하여 골수 내의 호중구를 말초 혈중으로 방출시키고, 동시에 옵소닌(→56쪽)으로서 작용한다. 즉 세균에 결합하여(옵소닌화) 호중구나 큰 포식세포가 탐식하기 쉬운 상태로 만든다. 그리고 도움체 활성화의 고전 경로의 최초 성분인 C1q에 결합하여 도움체 케스케이드를 활성화하고 세균을 파괴하여 생체 방어에 유익한 반응을 일으킨다. (→92쪽)

그러나 세균 감염이 전신성인 경우 TNF-α는 간과 지라 및 기타 부위에 존재하는 큰 포식세포에 의해 다량 생산되어 전신의 소혈관에 작용, 혈관 확장과 혈관 투과성을 항진시켜 쇼크, 파종성 혈관 내 응고 반응을 일으켜 혈액 응고 인자의 감소에 의한 출혈·다발성 장기 기능 상실을 유인하기도 한다.

즉 큰 포식세포가 생산하는 TNF-α는 국소 방어에는 유익하지만 전신성에는 치명적인 결과를 초래하기도 한다.

내인성 발열 물질

체온을 올리기 위해서는 뇌의 시상 하부에 있는 체온 조절 중추를 작동시켜 신체의 각 조직에 체온을 올리기 위한 지령을 내려야 한다. 내인성 발열 물질인 IL-1과 IL-2, TNF-α는 뇌에 직접 들어가지 못하므로 발열 정보를 전달하기 위한 정보 전달 물질(매개체)인 프로스타글란딘 E2의 생산을 지시, 체온 조절 중추로 정보를 전달시킨다. 그 결과 근육 떨림에 의한 열 생산, 피부의 혈관 수축에 의한 열 발산 등이 억제된다.

사이토카인이 조직에 일으키는 작용

사이토카인은 면역세포에만이 아니라 전신의 조직에도 다양한 영향을 준다.

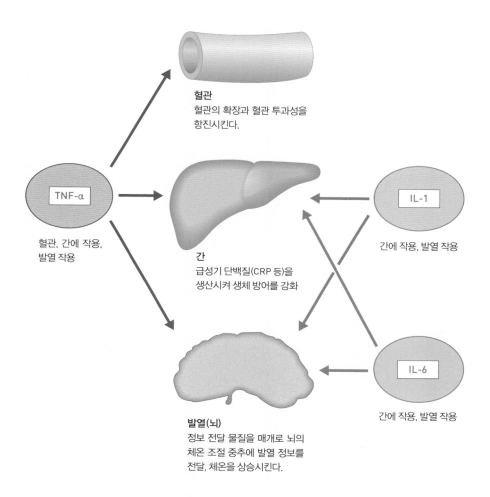

혈관
혈관의 확장과 혈관 투과성을
항진시킨다.

TNF-α

혈관, 간에 작용,
발열 작용

IL-1

간에 작용, 발열 작용

간
급성기 단백질(CRP 등)을
생산시켜 생체 방어를 강화

IL-6

간에 작용, 발열 작용

발열(뇌)
정보 전달 물질을 매개로 뇌의
체온 조절 중추에 발열 정보를
전달, 체온을 상승시킨다.

적응 면역과 사이토카인

적응(획득) 면역에 관여하는 사이토카인에는 세포 독성 T세포가 생산하는 인터페론 γ(IFN-γ)가 있다. 보조 Th1세포도 IFN-γ를 생산하여 큰 포식세포를 활성화한다. 보조 Th2세포는 IL-4, IL-5를 생산하여 B세포를 활성화하고, IL-10을 생산하여 큰 포식세포의 활성화를 억제한다.

T세포가 생산하는 대표적인 사이토카인에 대해 알아보자.

주로 보조 Th1세포가 생산하는 사이토카인

인터류킨2(IL-2): 보조 Th1세포가 생산하는 IL-2는 T세포의 증식에 관여한다. 또 NK세포의 증식 촉진에도 관여하며 T세포와 NK세포의 IFN-γ 생산을 유도한다.

인터페론 γ(IFN-γ): IFN-γ는 보조 T세포와 세포 독성 T세포가 생산하는 사이토카인이다. IL-2나 IL-12에 의해 활성화된 NK세포도 생산한다. 큰 포식세포에 대한 강력한 활성화 인자로 식균 작용을 증강하는 기능을 하며, MHC 클래스Ⅰ 분자, MHC 클래스Ⅱ 분자를 증가시켜 항원 인식에도 관여한다.

뿐만 아니라 보조 Th1세포의 분화 촉진, 보조 Th2세포의 증식 억제 기능을 통해 면역계의 균형 조절에 크게 관여하고 있다. B세포에 대해서는 면역 글로불린(Ig)의 클래스 변환에 관여한다.

주로 보조 Th2세포가 생산하는 사이토카인

인터류킨4(IL-4): IL-4는 주로 보조 Th2세포에서 생산되며 Th2세포의 증식과 분화를 촉진한다. IL-4는 활성화된 B세포에 작용, IgM에서 IgG, IgE로 클래스 변환을 촉진시켜 IgG 항체와 IgE 항체의 생산을 촉진한다.

또 IL-4는 IFN-γ와 길항 관계에 있어 큰 포식세포의 활성화를 억제

Th1과 Th2의 상호 조절

Th1세포와 Th2세포는 서로의 기능을 사이토카인으로 억제하며 상호 조절하고 있다. Th1은 IFN-γ로 Th2를 억제하고, Th2는 IL-4로 Th1을 억제한다. 이 상호 조절 균형이 무너져 Th2세포가 우위가 되면 B세포가 과잉 활성화되어 알레르기 반응이 나타나기 쉽다고 한다.

한다. 이처럼 IL-4는 Th1세포의 기능과 길항적으로 작용하여 면역 반응을 억제한다.

인터류킨5(IL-5): 보조 Th2세포에서 생산되어 B세포의 분화·증식에 관여한다. 또 비만세포에서도 생산되어 호산구의 증식·분화를 촉진하고 특히 기생충 감염의 알레르기 반응에 관여한다.

인터류킨10(IL-10): 주로 보조 Th2세포에서 생산되며 그 밖에 단핵구, 활성화 B세포, 피부의 각질화 세포 등 다양한 종류의 세포에서 생산된다. 억제 작용이 중심이다.

보조 Th1세포에서 IFN-γ가 생산되는 것을 억제하고, 큰 포식세포에서 IL-1, IL-6, IL-12, TNF-α가 생산되는 것을 억제, T세포의 MHC 클래스II 분자와 보조 수용체의 발현을 억제, 큰 포식세포의 보조 수용체 CD80과 CD86 분자의 발현을 억제하는 등 모두 억제하는 방향으로 작용한다.

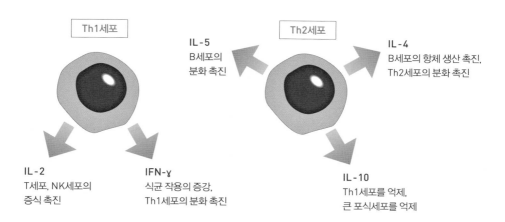

보조 T세포와 사이토카인

보조 Th1세포는 세포성 면역을, 보조 Th2세포는 체액성 면역을 활성화한다.

Th1세포

Th2세포

IL-5
B세포의
분화 촉진

IL-4
B세포의 항체 생산 촉진,
Th2세포의 분화 촉진

IL-2
T세포, NK세포의
증식 촉진

IFN-γ
식균 작용의 증강,
Th1세포의 분화 촉진

IL-10
Th1세포를 억제,
큰 포식세포를 억제

케모카인의 작용

백혈구, 큰 포식세포와 림프구를 조직으로 이동시키는 사이토카인은 별도로 케모카인이라고 부른다. 케모카인은 백혈구 등 각각의 세포의 케모카인 수용체에 결합하여 작용한다.

기능적으로는 백혈구를 염증 국소 부위에 신속하게 집결시키기 위한 염증성 케모카인과, 림프구와 가지세포에 작용하여 특정 장소로 이동(homing)시키거나 면역 반응 현장으로 이동시키는 면역계 케모카인으로 분류된다.

구조상의 차이(시스테인 배열의 차이)에 따라 CC, CXC, C, CX3C 등 네 종류로 분류되고 지금까지 50종 이상의 케모카인 패밀리가 동정되어 있는데, 여기서는 면역과 관계가 깊은 것만 다루기로 한다.

염증계 및 면역계 사이토카인

CXC 케모카인: 병원체에 대응하여 큰 포식세포가 생산하는 이동 인자(주화성 인자)로서 IL-8이 최초로 동정되었다. IL-8은 현재 CXCL8이라 하

용/어/해/설

주화성 인자
백혈구(호중구 등)를 세균의 침입 장소로 불러 모으거나 T세포 등을 면역 반응이 일어날 장소로 불러 모을 때 등 세포를 이동시키기 위해 기능하는 사이토카인을 말한다.

LABORATORY

암 치료에 대한 기대

케모카인은 악성 종양세포의 생존과 조직 침윤, 증식, 나아가 종양세포의 전이에도 관여한다고 알려져 있다. 많은 암에서 케모카인 수용체가 발견되었고, 전이된 많은 장기에서 케모카인이 생산되었음을 확인했다. 전이된 암에서는 종양세포의 증식을 위한 혈관 신생 등에 케모카인이 관여하고 있다. 종양세포 자신이 발현되는 케모카인 수용체와 종양 주위 조직에서 생산되는 케모카인이 암 치료를 위한 표적이 될 수 있으며 실제로 케모카인 수용체를 표적으로 하는 암 치료제의 개발이 이미 진행되고 있다.

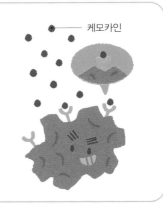

케모카인

며 CXC 케모카인을 대표한다. 호중구의 동원·활성화에 관여한다. 큰 포식세포들이 생산하는 IFN-γ에 의해 유도되는 CXCL10은 보조 Th1 세포의 이동에 관여한다. CXC 케모카인은 악성 종양세포의 증식과 종양세포의 전이에도 관여한다고 알려져 있다.

CC 케모카인: 보조 Th1 세포의 이동과 관계된 케모카인으로는 CCL5와 CCL3가 있다. Th2세포의 이동과 관계된 케모카인으로는 CCL17과 CCL22가 있는데, Th2세포와 비만세포에서 생산된 IL-4, IL-13의 자극을 받은 단핵구와 소포 가지세포에서 생산된다. 호산구의 이동에 관련된 케모카인으로는 CCL11, CCL5, CCL7, CCL8, CCL13 등이 있다. 또 CCL5, CCL11은 주화성 인자로서의 역할 이외에 세포 간 접착의 증강, 혈관 신생 또는 신생의 억제, 호산구 자체의 작용의 증강 등에도 관여하고 있다.

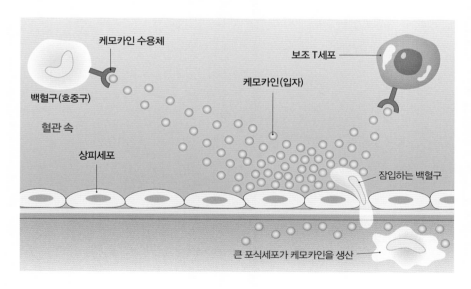

케모카인에 의한 이동

케모카인은 그 농도(혈액 속의 양)의 차를 이용해 백혈구와 T세포를 불러 모은다. 케모카인의 농도가 가장 짙은 곳, 즉 생산된 지점으로 면역세포를 집결시킨다.

케모카인 수용체

보조 T세포

백혈구(호중구)

케모카인(입자)

혈관 속

상피세포

잠입하는 백혈구

큰 포식세포가 케모카인을 생산

사이토카인 수용체

사이토카인의 특징

사이토카인의 특징은 한 종류의 사이토카인이 여러 가지 기능을 가지고 있으며, 이것이 다종류 세포에 대해 작용한다는 점이다. 그러나 각각의 사이토카인에 있는 특이적 수용체의 수는 한정되어 있다. 따라서 이러한 사이토카인의 다기능성은 사이토카인 수용체의 다양성에 의한 것이 아니라 수용체 결합 후의 세포 내 신호 전달 기구의 차이에 따른 것이라고 볼 수 있다.

사이토카인 수용체의 구조

사이토카인 수용체는 막 관통형 단백질로 이루어져 있다. 케모카인 수용체는 유일하게 막을 7회 관통하는 특수한 구조를 띠고 있다.

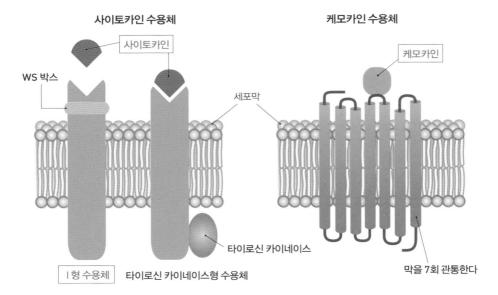

사이토카인 수용체   **케모카인 수용체**

사이토카인 · WS 박스 · 세포막 · 케모카인 · 타이로신 카이네이스 · 막을 7회 관통한다 · Ⅰ형 수용체 · 타이로신 카이네이스형 수용체

사이토카인 수용체는 그 구조상의 특징에 따라 Ⅰ형, Ⅱ형, Ⅲ형 사이토카인 수용체, 케모카인 수용체, 타이로신 카이네이스형 수용체, 세린/트레오닌 카이네이스형 수용체 등으로 분류된다.

사이토카인 수용체의 종류

Ⅰ형 사이토카인 수용체: IL-2~IL-7, IL-9, IL-11~IL-13, IL-15, G-CSF 등에 대한 수용체다. N 말단이 세포 밖에, C 말단이 세포 안에 존재하며 막 관통 부위를 하나 가지고 있다. N 말단 쪽에는 시스테인 잔기의 반복과, WS 박스라는 특징적인 아미노산 서열이 보인다.

Ⅱ형 사이토카인 수용체: IFN-α, IFN-β, IFN-γ와 IL-10의 수용체이며 WS 박스가 없다. 시스테인 잔기의 반복 등 Ⅰ형 사이토카인 수용체와 구조상 유사점이 있다.

Ⅲ형 사이토카인 수용체: TNF/Fas 수용체 패밀리라고도 불린다. TNF 수용체 및 Fas의 세포 내 영역에는 사멸 영역(death domain)이라는 배열이 존재하는데 이것이 세포사의 유도에 깊이 관여하고 있다.

케모카인 수용체: 약 15종류가 알려져 있으며 모두 7회 막 관통형인 G단백질 결합형 수용체다.

타이로신 카이네이스형 수용체: 큰 포식세포 콜로니 자극 인자(M-CSF)나 섬유 아세포 증식 인자(FGF) 등의 수용체로 세포 내에 타이로신 카이네이스 부위를 가지고 있다.

세린/트레오닌 카이네이스형 수용체: 종양 증식 인자 β(TGF-β) 수용체 패밀리로 세포 내에 세린/트레오닌 카이네이스 부위를 가지고 있다.

IL-1 수용체: IL-1α, IL-1β, IL-18 등의 수용체로 면역 글로불린 슈퍼 패밀리에 속해 있는 사이토카인 수용체다.

중/요/어/구

G 단백질
구아닌 뉴클레오타이드 결합 단백질의 약칭으로 신호 전달 기구로서 2차 전달 물질 케스케이드와 관련된 단백질 패밀리다. 세포 내의 생화학적 반응을 절단하는 메커니즘으로서 GTPase에 의해 구아노신 3인산(GTP)을 구아노신 2인산(GDP)으로 가수 분해한다.

사이토카인의 신호 전달

사이토카인 수용체의 세포 내 신호 전달은 사이토카인 수용체에 사이토카인이 결합하여 개시된다. 사이토카인 수용체는 보통 단독으로 존재하는데, 사이토카인이 결합하면 2량체를 형성하는 타이로신 카이네이스 결합형 수용체가 된다.

사이토카인 수용체에 결합하면 수용체와 세포질 내에서 결합되어 있는 타이로신 카이네이스인 제이너스 카이네이스(JAK) 패밀리가 활성화되어 수용체를 인산화한다. 이 인산화를 자기 인산화라 부르며, 수용체인 인산화 타이로신 잔기가 세포질 내에 존재하는 신호 전달 및 전사 활성화(STAT: Signal Transducer and Activator of Transcription)를 수행하는 STAT 분자와의 결합 부위가 된다.

STAT가 타이로신과 결합하면 제이너스 카이네이스에 의해 인산화되어 구조에 변화를 일으키고 다른 STAT와 2량체를 형성하여 수용체에서 분리되어 핵 속으로 들어간다. 그리고 핵 속의 목적 유전자를 전사하는 전사 인자로서 기능한다.

유전자가 전사되어 필요한 단백질이 만들어지면 사이토카인이 유발하는 작용이 일어나게 된다.

신호 전달의 다양성

세포 내 신호 전달의 다양성은 STAT의 활성화 방식에서 기인한다. STAT에는 STAT1~5, STAT6a, STAT6b 등 일곱 가지 종류가 알려져 있다. 사이토카인 수용체와 STAT는 수적으로 1 대 1로 대응하지 않고, 여러 사이토카인 분자가 같은 STAT를 활성화시킨다.

그렇다면 그렇게 유사한 사이토카인이 각각 독자적인 작용을 발휘할 수 있는 이유는 무엇일까? 그중 하나는, 예컨대 IL-6과 인터페론 γ는 모두 STAT1을 활성화시키는데, IL-6의 경우 STAT1과 STAT3을 활성화시키기 때문에 다른 작용도 하게 되는 것이다.

케모카인의 신호 전달

케모카인 수용체는 모두 7회 막 관통형으로, G단백질 결합형 수용치다. 케모카인 수용체와 같은 7회 막 관통형 수용체는 G단백질 복합체(Gα,

용/어/해/설

인산화

생체에서 일어나는 화학 반응에서 인산화는 가장 중요한 반응이다. 에너지 물질인 ATP(아데노신 3인산)는 인산이 세 개 결합한 화학 물질인데, 인산이 한 개 떨어질 때 화학 에너지를 방출한다. 인산의 결합과 분리로 체내에 여러 가지 화학 반응이 제어된다.

미/니/지/식

세포의 주화

주화성 인자인 케모카인이 세포의 케모카인 수용체에 결합하면 세포가 움직이기 시작한다. 이 체계는 수용체에서 신호를 받은 세포 내 골격 단백질인 액틴 섬유의 움직임에 따른 것이다. 액틴 섬유는 근육을 수축시키는 단백질로 알려져 있는데 근섬유 이외의 모든 세포에 분포해 있으며 세포의 형태 보존과 운동에 관여한다. 액틴 섬유가 길게 늘어나 세포가 움직인다.

Gβ, Gγ 등 세 개의 서브 유닛으로 구성)로 알려진 GTP 결합 단백질을 매개로 하여 신호를 전달한다.

케모카인이 수용체에 결합하면 수용체는 G단백질 복합체와 결합하여 GDP에서 GTP로 치환이 이루어진다. 이것을 계기로 복수의 신호 전달 경로에 작용하여 세포의 운동을 유도한다.

용/어/해/설

GTP 결합 단백질
GTP(구아노신 3인산)와 결합하는 단백질의 총칭. 보통 GTP 대신 GDP(구아노신 2인산)가 결합되어 있어 비활성형이다. 수용체와 결합하여 자극을 받으면 GDP가 분리되고 대신 GTP가 결합해 활성형으로 바뀌어 신호가 전달된다.

사이토카인의 세포 내 신호 전달

사이토카인 수용체에 사이토카인이 결합하면 세포 내에 연쇄적인 신호 전달이 일어난다.

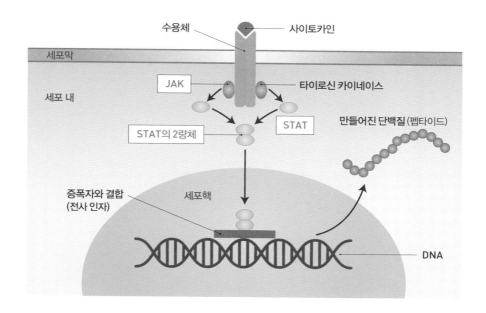

사이토카인 수용체의 타이로신 카이네이스와 JAK가 활성화되면 STAT 분자에 작용하여 2량체를 형성하고, DNA의 목적 유전자 부분을 전사하여 작용에 필요한 단백질을 만들어낸다.

세포 접착 분자의 작용

접착 분자는 신호 전달을 수행한다

세포와 세포, 또는 세포와 세포 외 기질(세포의 바깥쪽에 있는 구조체)이나 혈청 단백질을 붙이기 위해 존재하는 세포막 표면의 분자를 세포 접착 분자라고 한다. 세포막에는 많은 접착 분자(막 단백질)가 존재하는데, 세포 간의 상호 작용(세포의 활성화, 운동, 분화, 증식, 형태 형성)에 관여하고 있다.

세포 접착이라는 현상에서는 단순히 세포 사이를 접착하는 '풀' 역할을 하는 것이 아니라, 접착 분자가 신호 전달 기능을 가지고 있어 세포에 활성화 신호를 전달하는 중요한 작용을 하고 있다.

세포 접착 분자는 면역 계통에서는 림프구의 항원 인식과 활성화, 백혈구의 이동 등에 관여한다.

접착 분자는 구조적으로는 당단백질이며 다음과 같이 분류된다.

- 세포와 세포 외 기질의 접착에 관여하는 분자(인테그린 슈퍼 패밀리)
- 같은 종류의 세포끼리 이루어지는 접착에 관여하는 분자(카드헤린 패밀리)
- 백혈구와 혈관 내피세포 등 다른 이종 세포 간의 접착에 관여하는 분자(면역 글로불린 슈퍼 패밀리와 셀렉틴 패밀리)

여기서 말하는 슈퍼 패밀리란 분자 구조가 서로 유사한 단백질 구조를 가진 분자군을 뜻한다.

인테그린 슈퍼 패밀리

세포 외 기질인 피브로넥틴, 콜라겐, 라미닌 등에 결합하는 세포막 관통형 수용체 분자군을 인테그린이라고 총칭한다.

중/요/어/구

세포 외 기질

세포와 세포의 틈새를 메우고 있는 물질로 세포 바깥쪽에 있는 그물 또는 섬유 모양의 구조체다. 섬유 모양의 단백질인 콜라겐, 당단백질인 히알루론산과 프로테오글리칸 등이 주요 성분이다. 단순히 세포 집단을 지지하는 구조체가 아니라, 세포의 증식과 분화 등의 정보 전달에 중요한 역할을 한다. 세포 외 매트릭스라고도 불린다.

용/어/해/설

인테그린 integrin

세포막상의 접착 분자 중 하나. 세포 외 환경과 세포 내 환경을 통합(integrate)한다는 의미에서 붙은 이름이다. 당단백질로 이루어진 막 관통형 수용체로 세포 외 기질과 접착한다.

인테그린은 적혈구 이외의 세포에서 α사슬과 β사슬의 2량체로 발현된다. α사슬과 β사슬에는 각각 복수의 서브 유닛이 존재하며 α사슬과 β사슬의 조합에 의해 20종류 이상의 인테그린 슈퍼 패밀리를 구성하고 있다.

인테그린 수용체 부분이 세포 외 기질 또는 인접 세포의 접착 분자와 결합하면, 세포 내에서는 정보 전달계 단백질과 상호 작용을 하여 신호 전달이 이루어진다. α사슬 β사슬로 구성되는 수용체 부분에는 결합할 수 있는 세포 외 기질이 각각 다르므로, 인테그린을 매개로 세포의 특이적인 기능이 발휘된다.

혈소판에 발현되는 인테그린은 혈소판의 응집에 관여한다. 백혈구와 림프구에 발현하는 인테그린은 염증 부위의 혈관 내피세포에 백혈구를 접착·공격시키고, 큰 포식세포와 호중구를 감염 부위에 동원하는 데 관여한다. 또 항원에 의한 림프구의 활성화에도 관여한다.

세포 접착 분자의 종류

세포 접착 분자는 인테그린, 면역 글로불린(타입), 셀렉틴, 카드헤린 등 네 종류로 분류된다.

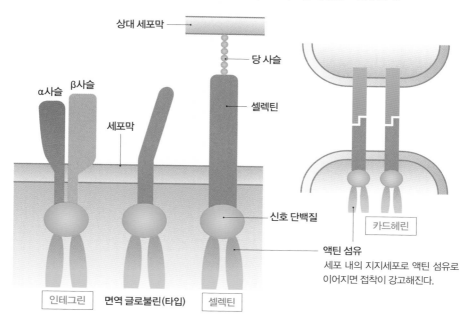

상대 세포막
당 사슬
α사슬 β사슬
세포막
셀렉틴
신호 단백질
액틴 섬유
세포 내의 지지세포로 액틴 섬유로 이어지면 접착이 강고해진다.
카드헤린
인테그린 면역 글로불린(타입) 셀렉틴

카드헤린 패밀리

카드헤린은 세포와 세포를 직접 접착시키는 분자로 대다수 세포에서 보이는 접착 분자다. 세포막 표면의 카드헤린이 서로 결합되면 카드헤린은 세포 내 골격 단백질(액틴 섬유)로 연결되어 세포끼리 접착을 강고하게 한다.

면역 글로불린 슈퍼 패밀리

면역 글로불린 슈퍼 패밀리는 면역 글로불린의 H사슬이나 L사슬과 유사한 분자 구조를 특징으로 한다. 세포끼리 접착을 매개로 면역세포의 상호 작용에 관여한다. 림프구에 발현되는 CD28, CD80, CD86CTLA-4 등이 있다.

  T세포에 발현되는 CD28은 항원 제시 세포에서 항원을 제시받아 활성화될 때의, 보조 자극 수용체로서 기능한다. 보조 자극 수용체는 보조 자극 분자와 결합한다. CD28은 항원 제시 세포 표면에 발현된 보조 자극 분자인 CD80 또는 CD86과 결합하여, T세포 항원 수용체(TCR)를 통한 항원 자극뿐 아니라 필요한 보조 T세포 활성화 신호를 전달한다. 즉 CD28을 통한 신호가 없으면 TCR에 신호가 들어왔다 하더라도 T세포는 활성화되지 못한다. CD28 신호는 주로 T세포의 증식과 사이토카인 생산, T세포의 생존 유지에 관여하고 있다.

  CTLA-4는 CD28의 기능을 억제시키는 억제형 보조 수용체다. 활성화된 T세포의 유도로 발현된다. CD28과 마찬가지로 CD80과 CD86을 리간드로 하는 수용체인데, TCR 신호를 역으로 억제하여 T세포의 활동을 억제한다.

  그 밖에도 백혈구끼리의 상호 작용이나 림프구의 이동 등에 관여하는 다양한 접착 분자가 존재한다.

셀렉틴 패밀리

셀렉틴은 당 사슬과 특이적으로 결합하는 렉틴과 같은 결합 부분을 가진 막 결합형 당단백질이다.

  특히 백혈구를 특정 조직으로 이동시키는 백혈구 호밍에 중요하다. 사이토카인 등에 의해 활성화된 혈관 내피세포에 발현된 E-셀렉틴, 활

보조 자극 분자

보조 자극 분자는 세포막 표면에 돌출된 단백질 분자로 상대 세포의 보조 수용체와 결합한다. 결합하면 그 자극이 세포 내로 전달되어 세포 내 신호 전달을 완성시킨다. 항원 제시 세포가 보유한 보조 자극 분자에 T세포의 보조 수용체가 결합하지 않으면 T세포가 활성화되지 못하기에 보조 자극 분자도 중요하다.

성화 혈소판 및 혈관 내피세포에 발현되는 P-셀렉틴, 백혈구나 림프구에 발현하는 L-셀렉틴이 있다.

염증이나 자연 면역 반응 때 혈관 내피세포 표면에 P-셀렉틴이 발현된다. P-셀렉틴의 발현 후 E-셀렉틴의 발현이 유도된다. 이 두 셀렉틴은 호중구의 막상에 존재하는 당 사슬과 상호 작용을 한다.

림프구에 발현되는 L-셀렉틴은 혈관 내피세포 표면의 당 사슬과 상호 작용을 한다. 미감작 T세포에 발현되는 L-셀렉틴은 림프샘의 세정맥 내피의 당 사슬과 느슨하게 결합되어 있는데, T세포가 내피세포 위를 굴러서 말초 림프샘으로 이동하는 것을 돕는다.

용/어/해/설

셀렉틴selectin
select와 lectin의 결합어. 렉틴은 당 사슬과 결합하는 단백질의 총칭으로, 어느 특정 당 사슬과 결합하는 막 단백질을 셀렉틴이라고 한다.

백혈구의 주화와 세포 접착 분자

백혈구 등의 주화는 세포 접착 분자가 관장한다.

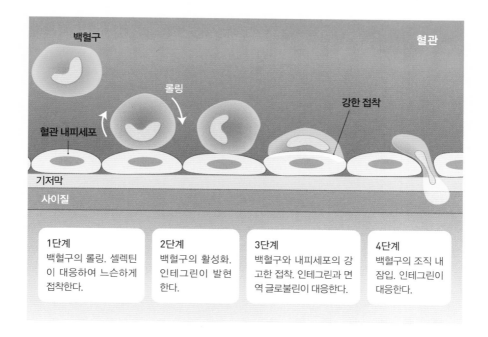

1단계
백혈구의 롤링. 셀렉틴이 대응하여 느슨하게 접착한다.

2단계
백혈구의 활성화. 인테그린이 발현한다.

3단계
백혈구와 내피세포의 강고한 접착. 인테그린과 면역 글로불린이 대응한다.

4단계
백혈구의 조직 내 잠입. 인테그린이 대응한다.

감기의 발열은 사이토카인에 의한 방어 반응

우리는 감기에 걸려 열이 나면 안정을 취하며 열이 떨어지기를 참고 기다린다. 이때 발열이 감기 바이러스로 인한 것이라고 생각하기 쉽다. 하지만 그것은 오해다.

감기 바이러스가 생체에 침입하면 바이러스 공격에 동원된 면역세포가 활발하게 활성을 시작한다. 제일 먼저 움직이는 것은 큰 포식세포다. 큰 포식세포는 생리 활성 물질인 사이토카인을 생산하여 혈액 속으로 방출한다. 면역 반응이 다양한 사이토카인을 통해 복잡하게 조절되고 있는데, 사이토카인은 면역세포가 아니라 혈관이나 근육 등 몸의 조직에도 작용한다. 큰 포식세포가 생산하는 인터류킨1(IL-1)과 인터류킨2(IL-2), 종양 괴사 인자 α(TNF-α)는 인체를 발열시키는 사이토카인이다. 이들을 내인성 발열 물질이라고 하며 뇌의 체온 중추에 작용하여 체온을 올린다.

발열은 바이러스가 일으키는 것이 아니라 면역 반응의 일환으로서 면역세포가 스스로 일으키는 것이다. 감기 바이러스의 증식에 알맞은 온도는 33~35도이며, 37도 이상에서는 증식을 멈춘다. 체온 상승은 바이러스의 증식을 억제하기 위한 몸의 방어 반응이었던 것이다. 기침이나 재채기도 몸속에서 바이러스나 세균을 배출시키려는 몸의 방어 반응으로, 기관지의 민무늬근 수축 작용을 하는 사이토카인에 의한 것이다. 몸을 지키기 위해서 몸에 작용하는 사이토카인이 여러 가지 있다.

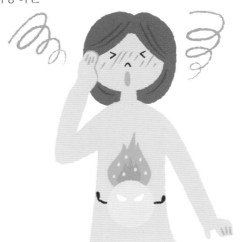

제 4 장

감염증과 알레르기

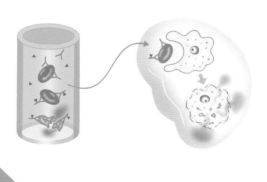

감염증이란 무엇인가

감염증과 자연 면역

감염증이란 생체에 세균, 바이러스, 기생충 등의 미생물이 상처 등을 통해 피부 및 점막으로 침입했을 때 생체가 미생물을 공격하는 과정에서 일어나는 면역 반응의 총칭이다.

미생물이 생체에 침입했을 때 최초로 작동하는 면역 반응은 자연 면역이라는 비특이적 감염 방어 기구다.

이중 체액성 방어 요인으로 눈물이나 침에 들어 있는 리조팀(효소의 일종)은 세균을 용해하는 기능이 있고, 바이러스 감염세포에서 만들어진 인터페론은 바이러스의 합성을 억제하여 증식을 막는다. 혈액(혈장) 속에 존재하는 도움체는 세균의 구성 성분인 당 사슬에 반응하여 도움 체계를 활성화하고 면역 반응을 보조한다. 뿐만 아니라 혈관 벽의 투과성을 높여 감염 국소에서 도움체를 포함한 혈장과 호중구를 공격하기 쉽게 만든다.

그 후 세포성 방어 인자인 호중구와 큰 포식세포의 탐식 작용이 일어난다. 이때 감염 부위에는 발적, 부기, 열감, 동통, 기능 장애 등의 염증 반응이 일어난다. 급성 감염인 경우 탐식 세포와 세균의 사체가 감염 부위에 집적되기도 하는데, 이것이 농양(고름)이다.

감염 부위에서 미생물 제거에 실패했을 때 미생물은 림프관을 따라 림프샘에 도달한다. 림프샘에는 이물을 탐식하는 그물 내피세포와 큰 포식세포가 있으며 여기에서 면역 반응이 일어난다. 이때 염증 반응에 의해 림프샘이 붓기도 한다.

이 방어선이 파괴되면 미생물은 이제 혈류를 타고 퍼져 전신성 감염이 된다.(균혈증) 간과 지라에도 그물 내피세포가 존재하기에 더 큰 규모의 면역 반응이 일어나지만, 이 단계에서 미생물 제거에 실패하면 패혈증으로 진행되어 생명을 위협하는 매우 위중한 상태가 된다.

용 / 어 / 해 / 설

리조팀 lysoteam
세균 등의 세포벽의 구성 성분 (다당류 등)을 분해하는 효소. 세포벽을 파괴하여 세균을 사멸시킨다. 세균을 '녹인다'는 뜻에서 용균효소라고도 한다.

균혈증
균혈증이란 혈액 속에 세균이 있는 상태를 말한다. 보통 건강한 상태일 때는 혈액 속의 세균이 소량 있어도 면역세포가 재빠르게 세균을 제거하여 감염증을 일으키는 일이 적다. 그러나 면역력이 떨어져 있으면 세균 수가 증식하고 전신으로 퍼져 균혈증보다 중증인 패혈증으로 진행된다. 균혈증이라도 감염증의 위험이 높은 경우는 방치하지 않고 항균제를 쓴다.

감염증과 적응 면역

보통 비특이적인 자연 면역이 기능하고 있는 동안에 미생물을 더 효과적으로 제거하기 위한 기구로서 특이적인 면역인 적응(획득) 면역이 성립한다. 체액성 면역과 세포성 면역이 이에 해당한다.

체액성 면역의 주역은 항체다. 미생물과 그 산물을 이물로 인식하여 B세포(형질세포)가 미생물에 특이적인 항체를 생산한다. 항체가 결합한 미생물은 호중구와 큰 포식세포가 탐식하기 쉽다.

세포성 면역의 주역은 T세포인데 특히 활성화된 세포 독성 T세포는 감염세포를 특이적으로 파괴한다. 감염증에서 T세포는 여러 가지 역할을 한다. 사이토카인의 생산을 통해 큰 포식세포를 활성화하는가 하면, B세포에 의한 항체 생산을 유도하는 등 간접적으로 다른 면역세포의 기능을 억제하여 미생물 제거와 면역 반응을 조절한다.

중 / 요 / 어 / 구

패혈증

세균이나 병원 미생물이 혈액 속으로 들어가 혈류를 타고 전신으로 퍼져 위중한 전신 증상을 일으키는 증후군을 말한다. 발열, 오한, 떨림이 주 증상이며 중증인 경우 저체온이나 혈압 저하를 동반하는 쇼크 상태, 다발성 장기 기능 상실 등이 나타나기도 하여 생명에 위협을 준다. 참고로 혈액 속에 세균이 침입만 한 상태는 '균혈증'이라고 한다.

병원 미생물과 면역

병원 미생물이 몸속에 침입하면 먼저 자연 면역이 대응하고 이어서 적응 면역이 기능하여 감염증의 발병을 막는다.

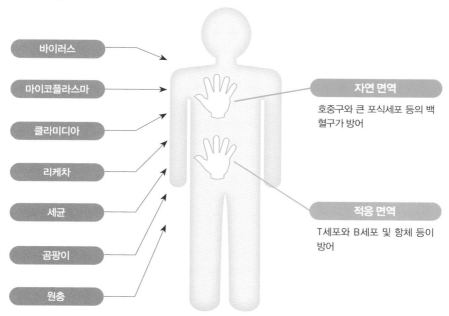

바이러스

마이코플라스마

클라미디아

리케차

세균

곰팡이

원충

자연 면역
호중구와 큰 포식세포 등의 백혈구가 방어

적응 면역
T세포와 B세포 및 항체 등이 방어

세균이 일으키는 감염증

세포 외 기생성 세균 감염증

세포가 탐식 세포 밖에서 증식하는 세포 외 기생성 세균 감염증에서는 보통 체액성 면역(항체와 도움체)이 중요하다.

면역 식균: 생체에 침입한 세균의 표면 항원에 항체가 결합하여 항원 항체 복합체가 형성되면 호중구와 큰 포식세포는 이를 표지로 삼아 세균을 탐식한다. 이러한 기구를 면역 식균이라고 하는데 면역 식균의 예로서 폐렴 연쇄 구균, 인플루엔자균, 수막염균, 녹농균 등이 있다.

또 균체의 항원 항체 복합체에 도움체가 결합하면 탐식 작용이 더 효과적으로 이루어진다.

면역 살균: 면역의 작용은 세균의 세포벽 종류에 따라 달라진다. 세균의 세포벽 구성 성분인 펩타이드 글리칸 층이 얇은 그람 음성균에서는 세균의 세포벽 바깥층의 지방 다당체에 대한 항체의 결합과 도움체의 활성화에 의해 외막이 붕괴되어 균체의 세포막까지 도달하여 세균을 파괴할 수 있다. 이를 면역 살균이라고 한다.

LABORATORY

감염과 육아종

세포 내 기생균에 의한 만성 감염증 가운데, 세균을 파괴하기 위해 감염세포를 둘러싸고 육아종을 형성하는 것이 있다. 이것은 세포가 필요로 하는 영양분과 산소 등의 공급을 제한하기 위해서인데 '나균'이 그 예다. T세포 기능이 높은 '유결핵형'에서는 큰 포식세포의 균의 소화가 순조롭게 진행되지만, T세포 기능이 낮은 '나종형'에서는 큰 포식세포 내에 '나균'이 계속 생존하며 포말 세포 결절을 형성하며, 예후는 좋지 않다.

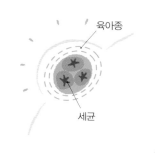

육아종

세균

면역 용균: 펩타이드 글리칸 층이 두꺼운 그람 양성균에서는 세포막까지 도달하지 못하지만 리조팀(효소의 일종)이 균체의 세포막까지 도달하여 세균을 용해시킨다. 이를 면역 용균이라고 한다.

항독소 항체: 세균이 균체 밖으로 독소를 분비하여 숙주 세포를 파괴하는 감염증의 경우, 독소에 대한 면역이 중요하다. 독소는 단백질이기에 생체 내에서 항독소 항체를 생산한다.(긴급한 경우 외부에서 항체를 투여) 독소에 항체가 결합하면 독소는 활성을 잃는다.(중화) 항체가 결합한 항원 항체 복합체는 호중구나 큰 포식세포가 탐식한다. 디프테리아와 파상풍이 그 예다.

세포 내 기생성 세균 감염증

큰 포식세포에 탐색되어도 살균되지 않고 살아남아 세포질 속에서 증식하는 세균을 세포 내 기생성 세균이라고 한다. 이때는 항체가 세균과 접촉할 수 없기에 세포성 면역의 대응이 중요하다.

세포 내 기생균인 결핵균을 예로 살펴보면, BCG 백신으로 결핵균에 대한 면역이 성립한 개체에 결핵균이 재감염되면, 먼저 큰 포식세포가 비특이적으로 결핵균을 탐식한다. 여기에 결핵균에 특이적으로 반응하는 보조 T세포가 큰 포식세포를 활성화하는 사이토카인을 생산하고, 한쪽에서는 세포 독성 T세포를 활성화시켜 결핵균 감염세포를 파괴한다.

세균 감염과 면역

세포 외 세균 감염에는 체액성 면역, 세포 내 세균 감염에는 세포성 면역이 대응한다.

세포 외 세균 감염

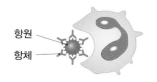

항체가 결합하여 호중구와 큰 포식세포가 탐식한다.

세포 내 세균 감염

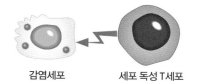

세포 독성 T세포가 감염세포를 파괴한다.

바이러스가 일으키는 감염증

단백질 껍질과 내부의 핵산(유전자 DNA 또는 RNA)으로 이루어진 바이러스는 생명의 최소 단위인 세포가 아니기에 자가 복제 기능이 없다. 그래서 숙주 세포에 기생하며 그 세포를 매개로 증식한다.

　몸속으로 들어온 바이러스는 세포 표면에 달라붙어 세포 안으로 침입한다. 그 후 바이러스의 표피가 분해(탈각)되어 바이러스의 유전자가 유리되고, 감염세포의 핵 속으로 들어가 바이러스에 필요한 단백질과 바이러스 유전자가 합성된다. 만들어진 바이러스 합성물질은 세포 내에 모여서 바이러스 입자가 되어 감염세포 밖으로 나간다.

감염 초기에는 자연 면역이 기능

바이러스 감염 초기에는 자연 면역계가 자극받아 바이러스 감염세포에서 인터페론 α(IFN-α)나 인터페론 β(IFN-β) 등 사이토카인이 생산된다. 이 작용으로 NK세포가 활성화되어 바이러스 감염세포를 비특이적으로 파괴한다. 또 큰 포식세포가 바이러스에 감염되면 IFN-γ를 생산한다. 이것은 일산화질소(NO)의 생산을 촉진하고 그 살균 작용을 통해 큰 포식세포 내에서 바이러스가 복제되지 않도록 막는다.

감염을 종결시키는 적응 면역

가지세포가 T세포에 바이러스 항원을 제시하면 항원 특이적인 T세포가 활성화하여 B세포의 항체 생산이 개시된다. 항체는 바이러스 입자 표면의 항원과 결합하여 감염 능력을 상실시킬 뿐 아니라 도움체를 활성화하여 바이러스를 파괴하는 기능을 한다. 그 밖에 감염세포에 항체가 결합하면 그것을 표지로 하여 세포 독성 T세포가 공격하는 항체 의존성 세포 파괴와 감염세포의 바이러스 항원(MHC 분자상의)을 인식한 세포 독성 T세포에 의한 파괴도 있다.

용 / 어 / 해 / 설

일산화질소

생체에서 생산되는 일산화탄소는 생리 활성 작용을 하는 물질로서 역할하는데, 혈관 확장 작용(강압 작용), 혈소판 응집 억제 작용, 바이러스나 세균을 죽이는 살균 작용 등을 한다.

미 / 니 / 지 / 식

항바이러스제

바이러스는 세균과 달리 자가 세포를 가지고 있지 않아서 세균 등 병원체의 세포를 직접 파괴하는 항생물질 같은 치료제가 없다. 항바이러스제란 바이러스가 체내에서 증식하는 것을 억제하여 면역 작용을 강화시키는 것이다. 그 예로 인플루엔자 치료제인 타미플루는 바이러스가 감염세포 내에서 증식하여 세포에서 나오는 데 필요한 효소의 작용을 억제하여 바이러스를 세포 안에 가두는 약이다.

따라서 바이러스 감염의 감염 종결을 위해서는 적응 면역계의 역할이 중요하다. 이때 한 번 감염된 바이러스에 대해 특이적인 보조 T세포나 B세포가 기억 세포로 남기에, 2회째 감염은 최초 감염에 비해 바이러스를 제거하는 면역 반응이 신속하게 일어난다.

바이러스의 감염 원리

몸속으로 침입한 바이러스는 감염시킬 세포에 들어가 증식한 뒤 밖으로 나온다.

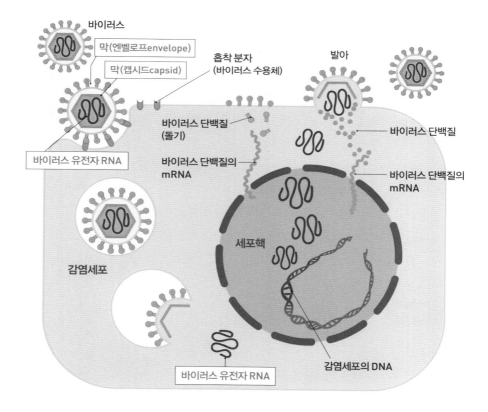

인플루엔자 바이러스를 예로 들면 그 구조는 바이러스 유전자의 RNA가 단백질의 껍질(캡시드)을 둘러싸고, 여기에 돌기가 있는 막(엔벨로프)이 둘러쳐진다. 바이러스 막의 돌기가 감염세포의 바이러스 수용체가 되는 흡착 분자(당 사슬)에 붙어서 막마다 소포를 형성, 세포 내로 함입된다.(엔도사이토시스라고 한다.) 세포핵 내에서 바이러스 RNA의 복제가 이루어지고 여기에 바이러스 단백질을 만드는 mRNA가 함께 세포막에서 돌출되어(발아) 세포 밖으로 나간다.

면역이 붕괴되는 AIDS

AIDS의 발병 원리

후천성 면역 결핍 증후군(AIDS: Acquired Immune Deficiency Syndrome)
은 사람 면역 결핍 바이러스(HIV: Human Immunodeficiency Virus) 감염
에 의해 면역세포가 파괴되어 면역 기능 결핍을 초래하는 질환이다.

1950년대에 확인된 HIV 항체 양성을 보인 중앙아프리카의 지방병
'마르는 병'이 기원일 가능성이 높으며, 이것이 세계로 퍼졌다고 추정한
다. 2014년 시점에서 HIV 감염자는 전 세계적으로 3,500만 명을 넘었으
며 일본에도 2만 명 이상 있다.

HIV는 RNA 바이러스류 중 역전사 효소를 가진 레트로 바이러스과
로 분류되며, 보조 T세포의 보조 수용체 CD4 분자에 결합하여 세포 내
로 침입한다. 바이러스의 증식과 함께 보조 T세포가 파괴되고, 그로 인
해 일어나는 면역 기능의 저하가 에이즈의 실체다. 보조 T세포의 파괴
는 그것이 생산하는 사이토카인도 저하시켜 환자의 면역 체계를 붕괴시
킨다.

중/요/어/구

역전사 효소
보통 DNA의 유전자 정보는
RNA에 전사되는데, 그 반대
로 RNA의 유전 정보를 DNA
로 전사하는 효소를 말한다.
RNA 의존성 DNA 폴리머레
이스라고 한다.

LABORATORY

에이즈와 빨간 리본

'빨간 리본'은 예로부터 유럽에서 전승되어온 풍습 중 하나로, 원래 병이나 사고로 일찍
떠난 사람들에 대한 추도의 마음을 표현하는 것이었다. 이 '빨간 리본'이 에이즈를 위해
쓰이기 시작한 것은 미국에서 에이즈가 사회 문제가 된 1990년경의 일이다. 이때 연극
이나 음악 등의 분야에서 활동하는 뉴욕 아티스트들에게도 에이즈가 확산되어 에이즈
로 죽는 사람들이 늘어갔다. 그런 동료에 대한 추도의 마음과 에이즈로 고통받는 사람들
을 이해하고 지원하자는 뜻에서 '빨간 리본'을 상징으로 한 운동이 시작되었다.

HIV(에이즈 바이러스)는 CD4 보조 수용체를 가진 보조 T세포에 특이적으로 감염되어 증식하면서 T세포를 파괴, 면역 시스템을 붕괴시킨다.

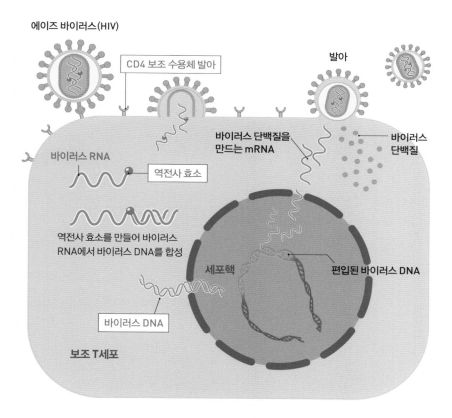

CD4 보조 수용체에 결합하여 세포 내에 들어간 에이즈 바이러스는 역전사 효소를 사용해 바이러스 DNA를 만들고 그것이 감염 T세포의 DNA로 편입되어 mRNA를 매개로 바이러스 단백질이 만들어진다. 바이러스 단백질과 바이러스 RNA는 짝을 이루어 세포에서 돌출되어(발아) 밖으로 나간다. 바이러스가 나간 뒤 감염세포는 세포 기능을 잃고 사멸한다.

체액과 혈액을 매개로 감염되는 경우가 많으며 성적 접촉이나 HIV로 오염된 주삿바늘, 혈액 제제의 수혈 등을 통해서도 감염된다. 소아는 HIV에 감염된 엄마가 감염원이 되어 출산이나 수유를 통해 감염된다.

AIDS의 증상과 경과

HIV 감염 증상은 경과에 따라 다른데, 단계별로 기간을 나눌 수 있다. 감염 직후의 급성기에는 바이러스 양이 급격히 증가하여 발열, 림프샘 종양, 발진 등 인플루엔자와 같은 증상이 나타난다. 이 증상은 1~2개월 지속되다가 이후 무증후기로 넘어가는데 이 기간이 10년 이상이다.

그러나 바이러스가 사라진 것은 아니며 HIV에 의한 보조 T세포의 파괴와 보조 T세포의 생성이 균형을 이루고 있을 뿐, HIV의 감염 능력과 HIV 항체는 그대로 존재한다. 그래서 겉으로 건강해 보이는 HIV 감염자를 무증상 보균자라고 부른다.

오랜 시간이 지나서 면역 기능이 떨어지면서 발병기가 도래한다. 지속성 림프샘의 종양과 발한, 체중 감소, 만성 설사 등 에이즈 관련 증후군은 에이즈 환자에게 나타나는 전형적인 증상이다.

더 진행되면 HIV 중추 신경 감염에 따른 신경 증상(HIV 뇌증), 세포성 면역 결핍이 진행되어 카리니 폐렴 등 비병원성균 감염의 발병, 카포시 육종이나 악성 림프종이 생겨나 AIDS가 된다.

AIDS 치료법

한 번 감염된 HIV를 체내에서 완전히 제거하기란 어렵지만, 바이러스 증식을 억제하는 제제를 투여하여 환자의 면역 기능을 조절하는 것이 1990년대 후반부터 가능해졌다.

HAART(Highly Active Anti-Retroviral Therapy) 요법은 HIV의 자기 증식에 필요한 효소를 특이적으로 막는 약제를 복수로 동시에 써서 바이러스 증식을 억제하는 치료법이다.

HIV는 돌연변이가 일어나기 쉬운 바이러스이기에 한 가지 약제만 쓰면 금방 내성을 획득한다. 그래서 작용 기제나 변이하는 곳이 다른 약제(핵산계 역전사 효소 억제제, 비핵산계 역전사 효소 억제제, 프로테이스 억제제)를 두 가지 병용하여 하나의 약제로는 어려웠던 HIV 양을 감소시킬 수 있게 되었고, 이로써 효과적인 치료를 실시할 수 있게 되었다.

그러나 HAART 요법의 문제점은 약제 내성 획득 후에는 효과가 없다는 점, 약제가 고액이라 선진국에서만 보급된다는 점, 지질 대사 등 심각한 부작용을 낳는다는 점을 들 수 있다.

일본에서 HIV 감염자는 신체장애로 인정해주어 고액 의료비 지급 제도를 이용할 수 있다. 환자가 적극적으로 치료 방침을 결정하여 치료에 임하고, 그 결정에 따라 치료가 이루어지는 처방 준수(Adherence. 약물을 제대로 복용하는 것)가 확립된다면, 위의 문제는 충분히 개선할 수 있을 것이다. [우리나라에서는 AIDS를 치료비 전액을 국가가 지원하는 제3군 감염병으로 규정하고 있다.]

AIDS 치료제의 종류와 배합

AIDS를 치료하려면 하나의 약제가 아닌 복수를 조합·투여하여 HIV를 감소시켜야 한다.

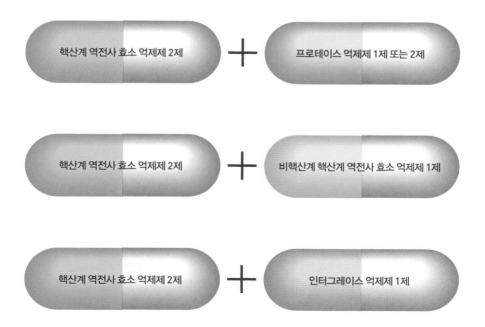

핵산계 역전사 효소 억제제 2제 + 프로테이스 억제제 1제 또는 2제

핵산계 역전사 효소 억제제 2제 + 비핵산계 핵산계 역전사 효소 억제제 1제

핵산계 역전사 효소 억제제 2제 + 인터그레이스 억제제 1제

백신의 원리

백신이란 무엇인가?

백신이란, 생체가 가진 면역 기능을 이용해서 감염증에 대한 면역을 인위적으로 획득시키기 위한 제제다.

바이러스나 세균 등 실제 병원체에 감염되면 면역은 획득할 수 있는데, 물론 증상을 동반한다. 백신은 병원체의 병원성을 약화시키고 생체가 병원체임을 인식하는 부분(항원)만 유지한 것으로, 이를 체내에 넣어 큰 증상을 일으키지 않고 면역을 획득할 수 있다.

백신에는 살아 있는 병원체의 병원성을 약화시킨 '생백신'과, 병원성을 없앤 세균과 바이러스의 일부를 쓰는 '비활성화 백신'이 있다. (→146쪽)

뿐만 아니라 병원성 세균이 생산하는 외독소(exotoxin)의 경우, 포르

(→146쪽)

용/어/해/설

외독소
세균이 균체 밖으로 방출하는 독소의 총칭으로 단백질과 펩타이드로 이루어져 있다. 내독소는 그람 음성균 세균벽의 구성 성분으로 당지질이다. (그람 양성균에는 내독소가 없다.)

자연 감염과 백신의 차이

세균 등에 의한 자연 감염과 백신에 의한 작용의 차이는, 백신에는 중증으로 진행될 위험이 거의 없다는 점이다.

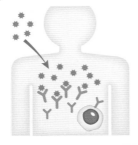

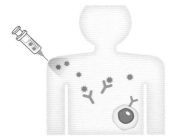

자연 감염의 경우
- 중증화될 위험이 높다
- 타인에게 감염되기 쉽다
- 생성된 면역이 강하다

백신의 경우
- 중증될 위험이 거의 없다
- 타인에게 감염되지 않는다
- 생성된 면역이 조금 약하다

말린 등으로 단백질의 구조를 변성시켜 항원성을 유지한 채 독성을 제거한 '톡소이드'가 백신으로 쓰인다.

능동 면역과 수동 면역

보통 백신을 미리 접종하는 것을 예방 접종이라고 한다. 예방 접종의 방법은 경구 투여, 피내 접종, 피하 접종, 근육 내 접종 등이 있다. 백신과 톡소이드는 생체에서 면역 획득의 과정을 거쳐 항체 생산과 면역 기억 세포의 출현을 촉진하기 때문에 능동 면역이라고 한다.

반면 면역 혈청과 사람 면역 글로불린 제제의 투여, 태반과 수유를 매개로 모친의 면역 글로불린이 태아에 이행되는 것은 완성된 면역 항체를 집어넣는 것이라 수동 면역이라 불린다. 면역 체계가 확립되지 않은 영유아, 면역 결핍 환자, 살무사나 반시뱀 독소 등을 원인으로 응급 시 사용하는 항혈청이 이에 해당한다.

공중 위생학적으로 봤을 때 백신의 정기적인 집단 접종은 그 지역의 감염증 유행을 예방하는 데 중요한 인자가 된다.

능동 면역과 수동 면역

백신의 접종은 위험하지 않은 항원을 투여하여 능동 면역을 일으키는 방법이다.

능동 면역

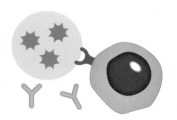

백신으로서 위험이 없는 항원을 투여하여 항체 생산과 면역 기억 세포의 출현을 촉진한다.

수동 면역

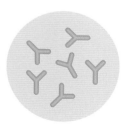

항원에 반응하는 면역 글로불린(항체)을 직접 투여한다. 면역세포의 유도 과정이 없다.

백신의 종류와 기능

백신은 크게 '생백신' '비활성화 백신' '톡소이드' 등 세 종류로 나눌 수 있다.

생백신의 기능과 종류

생백신에는 바이러스와 세균 등의 독성을 약화시켰으나 여전히 감염력이 있는 '살아 있는' 병원체를 쓴다. 그래서 생체에서 증식하여 접종 후 가벼운 발열과 발진 등을 동반하기도 한다. 그래서 이 백신을 약독화 백신이라고도 한다. 감염증의 발병 위험을 고려해 면역력이 떨어져 있는 면역 결핍 환자나 임신부에게는 금기되고 있다.

생백신은 백신 효과가 조기에 나타나고 그 효과가 장기간 지속되며, 세포성 면역과 국소 면역을 얻을 수 있다는 이점이 있다.

그러나 경구 생백신인 폴리오(급성 회백수염) 백신은 200만 명 중 한 명꼴로 약독 변이주가 강독주로 귀화하여 백신 관련 마비 등의 사고를 동반하는 문제가 있다.

바이러스 감염증에 쓰이는 대표적인 생백신은 홍역, 풍진, 멈프스(유행성 귀밑샘염, 볼거리), 수두, 폴리오(급성 회백수염)가 있다. 세균 감염증에 쓰이는 생백신으로는 결핵(BCG) 등이 있다. 최근에는 홍역·풍진 혼합 백신(MR 백신)으로 접종하기도 한다.

비활성화 백신의 종류와 기능

비활성화 백신에는 바이러스나 세균을 포르말린이나 자외선을 이용해 변성시켜 감염력을 없앤 죽은 병원체 또는 병원체의 일부(항원 부위)만 정제해서 쓴다. 그래서 이를 사멸 백신이라고도 한다.

생체에 감염되지 않으므로 안전하고, 면역 결핍 환자에게도 접종이 가능하다.

용/어/해/설

MR 백신·MMR 백신

MR 백신은 홍역(measles)과 풍진(rubella)의 혼합 백신을 말한다. MMR은 홍역, 볼거리로 알려진 유행성 귀밑샘염(mumps), 풍진(rubella)을 예방하기 위해 개발된 백신이다. [우리나라에서는 감염병예방관리법에 의해 12~15개월에 1회, 4~6세에 1회, 총 2회의 MMR 접종을 하고 있다.] 홍역은 심해지면 고열이 이어지며 일어나지 못할 만큼 힘든 증상을 보인다. 풍진은 '3일 홍역'이라고 불리며 고열이 3일 정도 지속되는데 임신부가 감염되면 선천 풍진 증후군이 발병하여 태아에게 영향을 주므로 주의해야 한다. 모두 백신으로 예방하는 것이 중요하다.

백신이란 독성을 약화시킨 병원체의 일부를 항원으로서 체내에 주입하면 면역 반응을 일으키고 그 항원에 대한 기억을 면역세포에 남겨 같은 병원체가 다시 침입했을 때 감염증이 발병하지 않도록 작용한다.

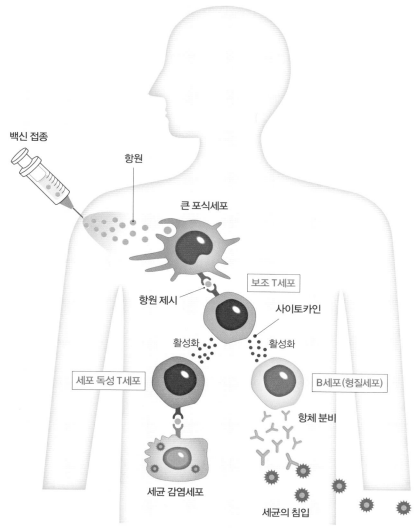

백신을 주입하면 큰 포식세포에 의해 항원 제시를 받은 보조 T세포는 세균 독성 T세포와 B세포를 활성화시킨다. 백신을 항원으로서 한 번 인식하면 T세포와 B세포에 그 항원을 기억하는 기억 세포가 남아서 그 항원을 가진 병원체에 대해 면역 감시를 이어가게 된다.

그러나 생백신처럼 완전한 면역을 획득하지는 못하고 항체 생산을 통한 체액성 면역만 획득할 수 있다. 그리고 면역 지속성이 약해서 여러 번 접종해야 한다.

바이러스 감염증에 쓰이는 대표적인 비활성화 백신에는 인플루엔자, 일본뇌염, B형 간염, 광견병 등이 있으며, 세균 감염증에 쓰이는 비활성화 백신에는 콜레라, 백일해 등이 있다. 최근에는 폴리오의 비활성화 백신도 등장했다.

톡소이드의 기능과 종류

톡소이드도 원리는 비활성화 백신과 같은데 세균이 생산하는 외독소가 병원성의 본태일 때 사용한다.

대표적인 톡소이드로는 파상풍, 디프테리아 등이 있다. 최근에는 디프테리아와 백일해와 파상풍의 혼합 백신(3종 혼합 백신)에 비활성화 폴리오 백신을 추가하여 4종 혼합 백신의 접종을 장려하고 있다.

새로운 유형의 백신

새로운 유형의 백신도 몇 가지 있다.

DNA 백신은 바이러스나 세균 등 병원체의 DNA를 접종하고 생체 내에서 병원체 단백질을 합성시킴으로써 그것에 대한 면역을 획득하고자 하는 것이다. 가축에는 이미 쓰이고 있으며 사람용 백신도 실용화 연구가 진행되고 있다.

서브 유닛 백신은 바이러스 내의 특정 단백질을 분리하여 접종하는 것인데 면역 반응을 일으켜야 하는 바이러스 단백질을 다른 단백질에 주입(재조합)하여 생체에 감염되어도 발병하지 않는 면역을 획득하고자 하는 것이다. 아직 실용화에 이르지는 못했지만 완성되면 종래의 백신보다 유용할 것이라고 전망하고 있다.

백신의 종류	만드는 방법과 특징	병원체의 종류	병·바이러스
생백신	살아 있는 바이러스나 세균의 독성과 감염력을 약화시켜 만든 백신. 바이러스나 세균이 체내에서 증식하므로 접종 후 가벼운 증상이 나타날 수 있다.	바이러스	홍역
			풍진
			수두
			폴리오(소아마비)
			유행성 귀밑샘염(볼거리)
			황열병(황열 바이러스)
			로타바이러스
		세균	BCG(결핵)
비활성화 백신	세균이나 바이러스를 포르말린이나 자외선으로 처리하여 독성과 감염력을 없앤 것, 또는 그 성분으로 만든 백신. 체내에서 증식하지 않으므로 생백신과 달리 1회 접종만으로는 면역을 획득하지 못해 수회 접종이 필요하다.	바이러스	폴리오(비활성화 백신)
			B형 간염
			A형 간염
			인플루엔자
			일본 뇌염
			인유두종 바이러스(자궁경부암)
			광견병
		세균	백일해
			폐렴구균
			콜레라
톡소이드	세균이 가지고 있는 독소를 채취하여 독성을 없애고 항원으로서의 특징만 남긴 것이다.	세균의 독소	디프테리아
			파상풍

알레르기란 무엇인가

알레르기란 외래 항원에 대해 특이적으로 일어나는 면역 반응이 필요 이상으로 과도하게 일어나 신체에 손상을 입히는 상태를 말한다. 알레르기 반응도 기본적으로는 면역에서의 항원 항체 반응이다.

　알레르기에는 알레르기 반응을 일으키는 원인이 될 수 있는 물질(항원)이 있는데 이를 알레르겐(알레르기 물질)이라고 한다. 보통 삼나무 꽃가루나 금속 등 환경 속에 있는 물질, 달걀이나 우유, 메밀, 어패류 등의 식품을 알레르겐으로 꼽을 수 있다. 단, 개인에 따라 그 증상의 차가 크다. 증상이 있어도 별로 해롭지 않은 수준인 경우가 있는가 하면 쇼크 상태를 일으켜 치명적인 상태에 빠지는 경우도 있다.

용 / 어 / 해 / 설

알레르겐
항체와 반응하는 물질로 기본적으로 단백질과 펩타이드다. 알레르겐이 금속인 경우에도 금속 이온이 몸속의 단백질과 결합하여 알레르기의 원인 물질이 된다.

면역과 알레르기

면역 반응과 알레르기 반응은 침입하는 항원과 대응하는 항체가 달라서 발생한다.

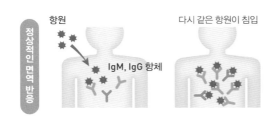

정상적인 면역 반응

항원 / 다시 같은 항원이 침입 / IgM, IgG 항체

세균 등의 항원이 침입해 들어오면 주로 IgG 항체가 결합하여 무력화한다. 항원이 기억되어 같은 항원이 다시 침입하면 즉시 대량의 항체가 대응하여 감염증의 발생을 막는다.

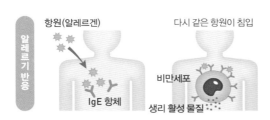

알레르기 반응

항원(알레르겐) / 다시 같은 항원이 침입 / 비만세포 / IgE 항체 / 생리 활성 물질

꽃가루 등의 항원이 침입해 들어오면 IgE 항체가 생산된다. IgE 항체는 비만세포에도 결합하며 재차 같은 항원이 침입하면 비만세포의 항체에 항원이 결합하여 알레르기 증상을 일으키는 생리 활성 물질이 방출된다.

알레르기 증상이 사람마다 다른 것은 알레르겐에 노출되는 양(몸속으로 들어가는 양)뿐 아니라 개인의 유전학적·내분비학적·신경학적·생리학적 인자, 그리고 정신의학적 요인에 의한 감수성에 따라서도 면역 반응에 차이가 나타나기 때문이다.

알레르기의 증가 요인

우리나라를 포함한 선진국에서 알레르기 환자가 증가하고 있다. 정확한 원인은 특정할 수 없지만 몇 가지 가설은 있다.

하나는 지나치게 위생적인 환경이 생체 내 보조 T세포의 균형(Th1세포와 Th2세포의 균형)을 무너뜨리기 때문이라고 보는 것이다. Th2세포가 너무 많아지면 알레르기 반응을 쉽게 일으킨다고 한다.

그 밖에 사회 환경에 의한 스트레스, 편식과 수면 부족 등이 알레르기 증가 요인으로 지목되고 있다.

알레르기의 분류

알레르기는 항체와 면역세포의 반응 형태에 따라 I형~V형으로 분류한다.

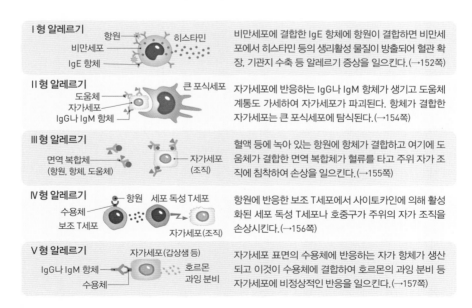

I형 알레르기
항원, 히스타민, 비만세포, IgE 항체

비만세포에 결합한 IgE 항체에 항원이 결합하면 비만세포에서 히스타민 등의 생리활성 물질이 방출되어 혈관 확장, 기관지 수축 등 알레르기 증상을 일으킨다.(→152쪽)

II형 알레르기
큰 포식세포, 도움체, 자가세포, IgG나 IgM 항체

자가세포에 반응하는 IgG나 IgM 항체가 생기고 도움체 계통도 가세하여 자가세포가 파괴된다. 항체가 결합한 자가세포는 큰 포식세포에 탐식된다.(→154쪽)

III형 알레르기
면역 복합체(항원, 항체, 도움체), 자가세포(조직)

혈액 등에 녹아 있는 항원에 항체가 결합하고 여기에 도움체가 결합한 면역 복합체가 혈류를 타고 주위 자가 조직에 침착하여 손상을 일으킨다.(→155쪽)

IV형 알레르기
항원, 세포 독성 T세포, 수용체, 보조 T세포, 자가세포(조직)

항원에 반응한 보조 T세포에서 사이토카인에 의해 활성화된 세포 독성 T세포나 호중구가 주위의 자가 조직을 손상시킨다.(→156쪽)

V형 알레르기
자가세포(갑상샘 등), IgG나 IgM 항체, 호르몬 과잉 분비, 수용체

자가세포 표면의 수용체에 반응하는 자가 항체가 생산되고 이것이 수용체에 결합하여 호르몬의 과잉 분비 등 자가세포에 비정상적인 반응을 일으킨다.(→157쪽)

알레르기의 종류와 특징

알레르기는 그 발생 메커니즘에 따라 I형~V형으로 분류된다. 각각 알레르기 반응의 발생 방식과 유발되는 질환에 차이가 있다.

I형 알레르기(즉시형 알레르기)

알레르기 반응에는 다른 복수의 발생 메커니즘이 존재하는데, 대표적인 예는 IgE 항체에 의해 일어나는 즉시형(I형) 알레르기다. IgE 의존형 알레르기라고도 불린다.

알레르겐이 생체에 침입하여 항원 제시 세포를 매개로 보조 Th2세포가 활성화되면, 사이토카인인 IL-4, IL-13이 생산된다. 이 자극에 의해 B세포가 IgE 생산 세포(형질세포)로 분화하여 IgE 항체를 생산하고, IgE 항체의 Fc 부분이 비만세포나 호산구의 Fc 수용체에 결합한다. 이 상태를 감작이라고 한다.

그리고 다시 알레르겐이 침입하면 알레르겐은 비만세포 표면의 IgE 항체에 결합하고, 세포 내에 신호가 전달되어 세포 내의 과립이 방출된다.(탈과립) 이 과립 속에 알레르기 반응을 일으키는 생리 활성 물질이 들어 있다.

비만세포는 과립 속에 혈압 강하, 혈압 투과성 항진, 민무늬근 수축, 혈관 확장, 샘분비 촉진 등의 생리 활성을 나타내는 히스타민이라는 물질을 보유하고 있다. 알레르겐에 노출됨으로써 비만세포에서 일과성으로 히스타민이 방출되어 가볍게는 꽃가루 알레르기에 의한 콧물, 재채기 등의 증상이 나타난다.

그러나 심한 경우 알레르겐에 노출된 후 몇 분 내에 순환 허탈이나 후두 부종, 기관지 허탈에 의한 기도 협착을 일으켜 쇼크 상태가 된다. 이를 아나필락시스 쇼크라고 한다.

대표적인 질환으로는 음식물 알레르기, 꽃가루 알레르기, 알레르기성

용/어/해/설

순환 허탈
혈액 순환의 장애로 혈액량이 감소해서 일어나는 극도의 탈력상태.

기관지 허탈
기관지가 원래 가지고 있던 탄력성을 잃고 비정상적으로 확장되어 편평해지는 것. 기도가 협착되어 호흡 곤란 상태를 일으킨다.

아나필락시스 쇼크
급격하게 일어나는 전신성 중증 알레르기 반응으로 호흡 곤란과 혈압 저하 등에 의한 쇼크 증상을 말한다. 벌독이나 음식물 등의 알레르겐에 의해 발생한다. ▶158쪽

즉시형 알레르기라고도 하며, 알레르겐이 체내에 침입하면 즉시 알레르기 반응이 일어난다.

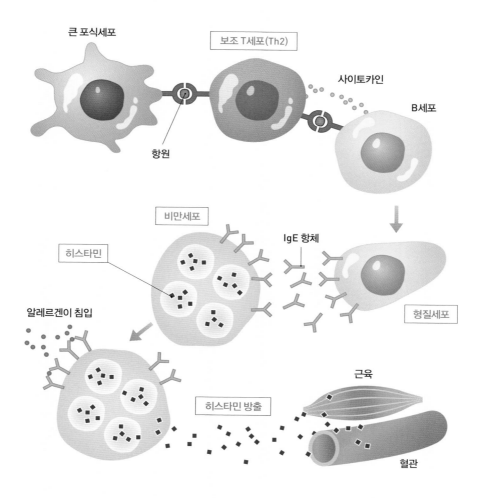

알레르겐(항원)이 침입하면 큰 포식세포에서 항원을 제시받은 보조 T세포가 B세포를 활성화하여 형질세포로 변화시키고 IgE 항체를 분비시킨다. IgE 항체는 비만세포에 결합하여 다시 알레르겐이 침입하면 그 항체에 알레르겐이 결합하여 비만세포에서 히스타민을 방출시킨다. 히스타민은 혈관을 확장시키거나 근육을 수축시킨다.

비염, 기관지 천식, 아토피성 피부염 등이 있다.

II형 알레르기(세포 손상형 알레르기)

II형 알레르기는 몇 가지 원인으로 면역 체계가 자신의 세포 표면에 존재하는 분자를 항원으로 인식하여 IgG 항체와 IgM 항체가 생산되면서 발생한다. 항체가 자기의 세포에 결합하여 도움체 계통이 활성화되어 세포가 파괴되는 반응이다.

　IgG 항체의 Fc 부분에 대한 Fc 수용체를 가진 큰 포식세포나 NK 세포 등이 항체에 결합하여 표적세포를 손상시키는 항체 의존성 세포 손상도 II형 알레르기에 해당한다.

　대표적인 질환으로는 자가 면역성 용혈성 빈혈, 굿파스처 증후군, 중증 근무력증, 하시모토병 등이 있다.

용 / 어 / 해 / 설

자가 면역성
용혈성 빈혈
적혈구에 반응하는 자가 항체가 생겨나서 적혈구가 파괴되어 생기는 빈혈. 용혈성 빈혈에는 세균의 독소에 의해 적혈구가 파괴되는 등 알레르기가 아닌 빈혈도 있는데, 이때는 '자가'라고 붙이지 않는다.
▶168쪽

II형 알레르기 증상의 발생 과정

II형 알레르기에서는 자가세포에 결합하는 자가 항체가 도움체와 함께 그 세포를 파괴하고, 큰 포식세포는 자가세포를 탐식하여 분해한다.

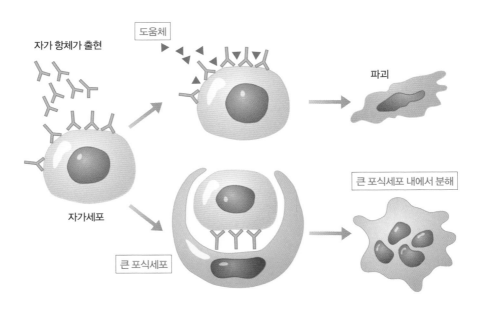

자가 항체가 출현

도움체

파괴

자가세포

큰 포식세포 내에서 분해

큰 포식세포

Ⅲ형 알레르기(면역 복합체형 알레르기)

Ⅲ형 알레르기는 Ⅱ형과 같은 세포 표면에 대한 항체가 아니라 체액(혈액이나 사이질액)에 녹아 있는 물질을 항원(가용성 항원)으로 인식하여 항원 항체 반응을 일으키고, 항원과 항체와 도움체가 결합한 면역 복합체가 혈류를 타고 주위 조직을 손상시키는 반응이다.

대표적인 질환으로는 혈청병, 전신 홍반 루푸스, 급성 토리콩팥염, 류머티즘성 관절염, 셰그렌 증후군 등이 있다.

Ⅲ형 알레르기의 일종인 아르투스 반응은 한 번 항원에 노출된 동물에 같은 항원을 접종하면 혈관 주위에 항원 항체 복합체가 형성되어 부종, 출혈이 일어나 괴사를 일으키는 반응이다.

Ⅲ형 알레르기 증상의 발생 과정

Ⅲ형 알레르기에서는 혈액 등에 녹아 있는 단백질을 항원으로 인식하는 항체가 출현하여 항체와 항원의 면역 복합체가 원인이 되어 조직을 손상시킨다.

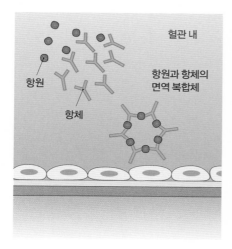

혈액 속에 녹아 있는 항원(주로 자가 단백질)에 대응하는 항체가 출현하여 항체와 항체가 항원을 매개로 이어지는 면역 복합체가 생성된다.

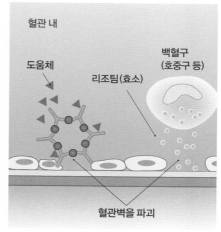

면역 복합체는 도움체와 함께 혈관 내피세포를 파괴하고 호중구를 불러들여 리조팀(세포를 파괴하는 효소)을 방출하여 혈관벽을 파괴한다.

Ⅳ형 알레르기(지연형 알레르기)

Ⅳ형 알레르기는 항체가 관여하는 체액성 면역과는 관계없이 항원과 특이적으로 반응하는 감작 보조 T세포에 의해 일어나는 반응이다. Ⅳ형 알레르기는 즉시형인 Ⅰ형 알레르기에 비해 림프구의 집합·증식·활성화 등에 시간이 걸리기 때문에 지연형이라고 한다. 항원이 체내로 유입되고 반일에서 수일 지나 반응이 일어난다.

항원과 반응한 감작 보조 T세포에서 세포 독성 T세포와 큰 포식세포, 호중구를 활성화하는 다양한 사이토카인이 분비된다. 그 결과 주위 조직이 차츰 손상된다.

대표적인 질환으로 접촉성 피부염, 투베르쿨린 반응, 셰그렌 증후군, 약물성 폐렴, 길랭-바레증후군 등이 있다.

용/어/해/설

투베르쿨린 반응
tuberculin reaction

적은 양의 투베르쿨린 액을 피부 점막에 흡수시켰을 때 생체에 나타나는 반응. 결핵균의 감염 유무 등을 진단할 때 이 검사를 통해 반응을 확인한다.
▶30쪽

Ⅳ형 알레르기 증상의 발생 과정

Ⅳ형 알레르기에서는 알레르겐이 되는 물질의 항원 제시를 받은 보조 T세포가 세포 독성 T세포와 호중구를 활성화하여 자가세포를 공격시킨다.

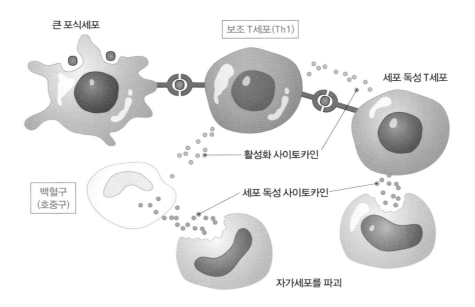

큰 포식세포

보조 T세포(Th1)

세포 독성 T세포

활성화 사이토카인

백혈구
(호중구)

세포 독성 사이토카인

자가세포를 파괴

Ⅴ형 알레르기(항수용체형 알레르기)

Ⅴ형 알레르기는 자가세포를 항원으로 하는 자가 항체가 생산된다는 점에서는 Ⅱ형 알레르기와 공통된다. 그러나 자가세포의 수용체에 대한 항체가 생산되기 때문에 수용체가 계속 자극을 받아 그 결과 이상을 일으킨다는 점에서 메커니즘이 다르다.

대표적인 질환이 그레이브스병(바제도병–역주)이다. 갑상샘 세포의 세포 표면에 있는 수용체에 결합하는 항체가 생기면 항체가 결합한 수용체에서 자극이 전달되어 갑상샘 호르몬이 과잉 생산·분비된다. 그레이브스병의 증상은 갑상샘 호르몬의 과잉으로 유발된다.

용/어/해/설

수용체
여기서 말하는 그레이브스병에서의 수용체란 뇌하수체에서 분비되는 갑상샘 자극 호르몬(TSH)의 수용체를 말하며 갑상샘 세포의 표면에 발현된다. ▶174쪽

Ⅴ형 알레르기 증상의 발생 과정

Ⅴ형 알레르기에서는 자가세포의 다양한 수용체에 결합하는 항체가 출현하여 자가세포의 작용이 항진된다.

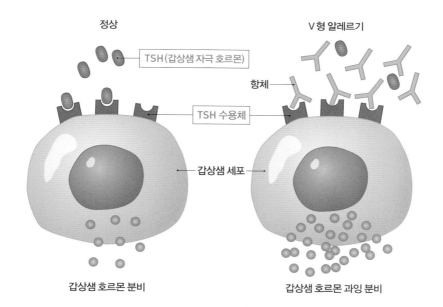

정상

TSH(갑상샘 자극 호르몬)

Ⅴ형 알레르기

항체

TSH 수용체

갑상샘 세포

갑상샘 호르몬 분비

갑상샘 호르몬 과잉 분비

TSH가 결합하면 갑상샘 호르몬이 분비된다. TSH에 의해 호르몬 분비가 조절된다.

그레이브스병에서는 TSH 수용체에 자가 항체가 결합하여 그 자극에 의해 갑상샘 호르몬이 분비가 지속된다.

아나필락시스

쇼크로 사망하는 사례도 있다

아나필락시스(쇼크)란 급성 전신성 또는 중도의 I형 알레르기 반응의 하나다.

말미잘의 촉수에 들어 있는 독소를 개에게 주사하고 2~3주 후에 같은 독소를 재차 주사했더니 개는 구토, 출혈성 설사 등의 쇼크 증상을 보이다 사망했다고 알려진다. 아나필락시스 쇼크의 일례다.

아나필락시스(ana-phylaxis)는 면역과는 반대되는 현상을 뜻하는 단어다. 방어 상태(-phylaxis)와는 반대(ana-)인 상태를 가리키는 말인데, 방어 체제가 무너진 위험한 상태라는 것을 암시한다.

원인이 되는 물질(알레르겐)로는 벌독, 음식물, 약물 등이 많으며, 극소량의 알레르겐 접종이나 섭취를 통해서도 I형 알레르기를 일으킬 수 있다.

급속하게 진행되는 아나필락시스 반응

알레르겐의 침입에 의해 생산된 IgE 항체는 비만세포에 결합한다. 그 상태의 IgE 항체에 두 번째 침입한 알레르겐이 결합하면 비만세포에서 생리 활성 물질인 히스타민이 방출되어 세동맥 혈관 확장과 허파의 세기관지 수축, 기관지 경련(기관의 수축), 호흡 곤란을 일으킨다. 여기에 히스타민이 혈류나 림프액을 통해 다른 부위로 이동하면 위장 증상(복통, 구토, 설사 등), 혈관 확장을 동반하는 혈압 저하를 일으켜 이러한 영향으로 쇼크 증상이 나타난다.

아나필락시스 반응은 급속히 진행되며 대개 알레르겐을 섭취하고 나서 1~2분 안에 쇼크 상태에 이른다. 진행이 늦은 예로는 30분 이상 지나서 증상이 나타나는 경우도 있다.

아나필락시스가 발생한 후에는 경과 중에 증상이 정점에 두 번 도달

미 / 니 / 지 / 식

약물과 아나필락시스
아나필락시스를 일으키는 약물로는 항생물질인 페니실린이 잘 알려져 있다. 페니실린은 푸른 곰팡이가 생산하는 항균 물질이다. 과거 페니실린 주사로 쇼크 증상을 일으켜 죽음에 이른 사례가 많다.

IgE가 관여하지 않는 반응
아나필락시스에는 IgE 항체의 관여 없이 알레르기 반응을 일으키는 것이 있다. 일부 의약품이 알레르겐이 되는 경우인데, 생물학적 제제나 조영제가 이에 해당한다. 이러한 약물은 비만세포를 직접 활성화하여 히스타민을 방출시킨다.

하는 경우가 많으므로 원내에서 경과 관찰(약 8시간, 중증인 경우 24시간) 해야 한다.

아나필락시스 쇼크의 증상

아나필락시스란 알레르겐(항원)의 침입으로 전신 증상을 일으켜 생명에 위험을 초래하는 과도한 알레르기 반응을 말한다.

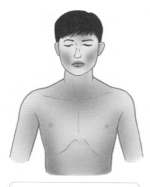

피부 또는 점막 증상
전신의 피부에 발진, 가려움,
입술이나 혀의 부기 등

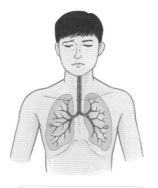

호흡기 증상
호흡 곤란, 기도 협착,
쌕쌕거림, 저산소 혈증 등

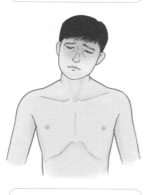

순환기 증상
혈압 저하, 의식 장애 등

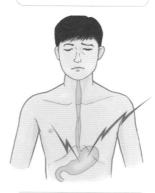

지속적인 소화기 증상
복부 급경련통, 구토 등

아나필락시스는 I형 알레르기에 의해 일어난다. 일본 알레르기 학회의 '아나필락시스 가이드라인'에 따르면 피부 또는 점막 증상, 호흡기 증상, 순환기 증상, 지속적인 소화기 증상이 복수 나타날 때 아나필락시스라고 한다. 이들 증상에 특히 혈압 저하와 의식 장애가 동반될 때 아나필락시스 쇼크라고 한다.

꽃가루 알레르기(I형 알레르기)

꽃가루 알레르기는 알레르기성 비염

꽃가루 알레르기는 흡인성 알레르겐에 의한 I형 알레르기 반응으로, IgE 항체와 비만세포에 의한 메커니즘이 크게 관여하는 즉시형 알레르기의 대표적인 예다.

재채기, 수용성 비루(콧물), 비폐(코막힘) 등 세 가지를 주 특징으로 하는 질환으로 정식 명칭은 코 알레르기 또는 알레르기성 비염이다.

비만세포에서 방출된 생리 활성 물질(화학 전달 물질이라고도 한다) 중에 중요한 것이 히스타민과 류코트리엔이다.

히스타민은 지각신경(삼차신경)을 자극하여 가려움, 재채기를 유발한다. 그 밖에도 코샘의 분비 중추를 자극하여 콧물의 분비를 촉진한다. 류코트리엔은 혈관 투과성을 항진시키며 이때 수분이 점막으로 들어가 부기, 코막힘을 유발한다.

계절과 꽃가루 알레르기

알레르기성 비염은 계절성과 통년성으로 구분할 수 있다.

계절성의 대부분은 꽃가루가 원인이라 꽃가루 알레르기라 불린다. 일본의 간토 지방에서는 삼나무 꽃가루가 1~4월, 편백나무 꽃가루가 5~6월, 오리새 꽃가루가 6~8월, 돼지풀 꽃가루가 8~9월, 쑥 꽃가루가 8~9월 등이다.

통년성 알레르기성 비염의 원인으로는 실내 먼지 속 진드기가 있다. 진드기 알레르기의 대부분은 10세 이하에서 발병하며 소아 알레르기성 비염의 원인이다.

알레르기성 비염 증상이 반복해서 나타나면 점막 과민성의 증가로 증상이 만성화될 수 있으며 꽃가루의 날림이 줄어도 병변이 즉시 개선되지 않을 수 있다.

미 / 니 / 지 / 식

꽃가루 알레르기의 치료
꽃가루 알레르기는 대증 요법을 이용한 대책이 여러 가지 있지만 근본적으로 치료하기가 어려웠다. 그런데 최근 근본적인 치료의 가능성이 보이고 있다. 알레르겐을 소량씩 체내에 가지고 들어와 알레르겐에 대한 내성을 키우는 탈감작 요법이 본격적으로 실시되고 있다. 꽃가루 알레르기도 입을 통해 꽃가루 엑기스를 섭취하면 경구 면역 관용이 작용하여 꽃가루에 대한 반응을 억제할 수 있을 것이라는 판단에서다. ▶178쪽 꽃가루 알레르기는 꽃가루 단백질을 항원으로 하는 Ⅰ형 알레르기로, 비만세포가 방출하는 생리 활성 물질이 재채기 등을 유발한다.

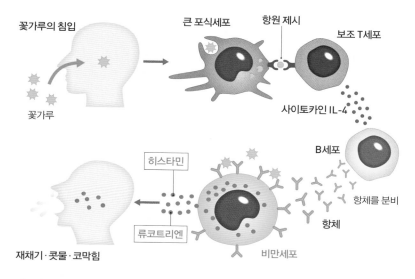

보조 T세포에서 사이토카인에 의해 자극을 받은 B세포가 꽃가루 알레르기에 반응하는 항체를 분비한다. 이 항체는 비만세포에 결합하는데, 침입한 꽃가루가 이 항체에 결합하면 비만세포에서 히스타민과 류코트리엔이 방출되어 재채기와 콧물, 코막힘이 유발된다.

꽃가루 알레르기의 원인이 되는 꽃가루와 계절

식물명	1월	2월	3월	4월	5월	6월	7월	8월	9월	10월	11월	12월
오리나무		▨▨	▨									
삼나무		▨	▨▨									
편백나무·화백나무				▨▨								
졸참나무·상수리나무				▨								
은행나무				▨								
벼							▨▨					
돼지풀								▨	▨			
쑥									▨▨	▨		

기관지 천식(I형 알레르기)

기관지 천식은 I형 알레르기에 속하며 비만세포가 방출하는 생리 활성 물질 류코트리엔이 기관지 민무늬근에 작용하여 기관지를 수축시키는 과정에서 일어난다.

기관지 천식은 염증이 만성화되기 쉬운데, 그렇게 되면 기관지 점막의 과민성이 항진되기 때문에 아주 적은 자극에도 발작성 호흡 곤란, 쌕쌕거림, 기침을 반복하게 된다.

천식의 원인과 증상

기도에 만성적인 염증이 있는 경우, 기도 점막에는 호산구, T세포, 비만세포 등 염증과 관계된 세포가 이미 모여 있다. 알레르겐(항원)의 흡입이 천식 유발의 방아쇠가 되는데, 천식의 요인은 그뿐 아니라 격한 운동, 바이러스 감염, 흡연, 음주, 스트레스, 기온과 기압 등의 자극에 의해서도 기도의 근육(기관지 민무늬근)이 과민하게 반응하여 수축하고(기도 협착), 일시적으로 호흡 곤란, 쌕쌕거림, 기침 등의 증상이 나타난다. 호흡 곤란이 지속되면 산소 결핍과 체력 소모 등을 동반하며 죽음에 이르기도 한다.

기관지 민무늬근이 수축하면 기관과 기관지가 막혀서 숨이 차고, 호흡할 때마다 쌕쌕거리는 소리가 들린다. 또 호흡이 답답해서 누워 있을 수 없고 앉아야만 호흡할 수 있는 경우도 있다.(앉아 숨 쉬기) 기침이 나거나 점성이 높은 가래가 배출되기도 한다.

아토피형과 비아토피형

기관지 천식은 아토피형과 비아토피형으로 분류된다. 아토피형은 알레르겐을 특정할 수 있는 것, 비아토피형은 알레르겐이 무엇인지 명확하지 않은 것이다.

용/어/해/설

류코트리엔 leukotriene
비만세포에서 분비되는 생리 활성 물질. 히스타민과 마찬가지로 기관지 민무늬근을 수축시켜 천식의 원인이 된다. 그 밖에 류코트리엔은 코 점막의 혈관을 확장시키고 혈관 투과성을 항진시켜 코 점막에 부종을 일으켜서 코막힘을 유발한다. 알레르기성 비염의 원인 물질 중 하나다. 또 호중구 등 염증을 일으키는 면역세포를 불러 모으는 작용이 있어서 염증의 만성화의 원인이 되기도 한다.

I형 알레르기 반응은 아토피형에 속한다. 아토피형 알레르겐에는 집 먼지진드기, 곰팡이, 꽃가루, 반려동물의 비듬(단백질) 등이 있다.

성인 기관지 천식의 경우는 비아토피형이 많다고 한다.

기관지 천식의 발병 원리

기관지 천식은 알레르겐의 흡입에 의해 생기는 I형 알레르기로 기관지가 수축되면서 발생한다.

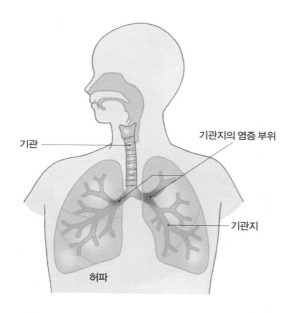

기관지 천식에서는 천식의 계기가 되는 원인이 알레르겐 흡입에 의한 알레르기 반응인데, 기관지에 만성적인 염증을 일으키기 쉬우며, 그로 인해 미미한 자극에도 호흡 곤란과 기침을 반복하게 된다. 기도 점막에 염증이 생기면 호산구나 비만세포 등 염증에 관여하는 세포가 모여 기도 상피와 점막에 상처를 낸다.

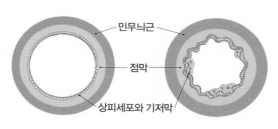

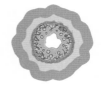

기도의 상피세포와 기저막에 상처가 나서 박리되거나 점막에 부종이 생긴다.

민무늬근이 수축하여 기도가 협착된다.

아토피성 피부염(Ⅰ형 알레르기)

가려움이 심한 만성 습진

아토피성 피부염은 가려움이 심한 만성 습진으로 증상의 악화와 호전이 반복되는 질환이다. Ⅰ형 알레르기로 분류되며, 원인으로는 유전적 요인(알레르기 체질)과 환경적 요인 등이 관계되어 있어서 단순한 알레르기 질환으로 볼 수 없다.

몸속에서 알레르겐에 대한 IgE 항체가 생산되면서 발병이 시작된다. 증상의 악화에는 알레르기와 관계없는 요인도 관여한다. 그 요인에는 피부의 건조함, 피부 자극, 피부의 세균 감염, 스트레스 등이 있다.

발병과 아토피 소인

자신 또는 가족이 알레르기가 잘 생기는 체질인 경우 아토피 소인이 있다고 말한다. 구체적으로는 기관지 천식, 알레르기성 비염, 결막염 등이 아토피 소인으로, 이런 증상이 있는 사람이 아토피성 피부염에 잘 걸리며, 주로 소아기에 발병한다. 아토피 소인이 있는 사람은 피부에 심한 알레르기성 염증을 일으켜 심한 가려움을 동반하기 때문에 긁게 되고, 그 과정에서 세균이 증식하게 되어 증상은 더욱 악화한다.

성인 아토피성 피부염

아토피성 피부염은 성인에게도 정신적인 스트레스로 악화되고 재발되며, 중증으로 진행되는 경우가 많다. 원인은 표피(각질층)에 있는 잠재적인 문제로 피부가 건조해지고 장벽으로서의 기능이 떨어지는 것이다. 그래서 겨울철의 건조와 여름철의 발한, 의류 등의 자극에 대해 피부가 염증을 일으키기 쉬운 상태가 된다. 아토피성 피부염의 치료에는 약물 치료(스테로이드제, 면역 억제제의 도포), 피부 관리, 알레르겐 또는 악화 요인(생활환경)의 제거 등 세 가지가 있다.

용/어/해/설

장벽 기능

외부에서 오는 자극과 유해물의 침입을 막는 기능을 뜻한다. 피부의 가장 바깥쪽을 덮고 있는 피질막은 피지샘에서 분비되는 피지와 수분이 섞여 형성된 것인데, 외부에서 오는 자극을 막아준다(수분 증발도 막는다). 피지막 밑의 각질층에서는 세포 사이 지질(세라미드)이 틈새를 메우고 있는데, 이것이 세균 등의 물질의 침입을 막고 피부 보습의 역할도 한다.

미/니/지/식

아토피의 유래

아토피는 그리스어로 '장소를 알 수 없다'는 뜻을 가진 아토포스(atopos)에 유래한다. '아토피성 피부염'이라는 말을 의학 용어로 처음 사용한 것은 1933년 미국의 피부과 의사 설즈버거로, 피부염을 아토피와 연결 지었다.

아토피성 피부염의 발병 원리

아토피성 피부염은 피부로 침입해 들어온 세균 등에 면역세포가 반응하여 표피 밑에서 염증을 일으켜서 발병한다.

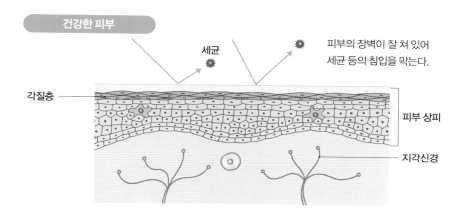

건강한 피부

세균

피부의 장벽이 잘 쳐 있어 세균 등의 침입을 막는다.

각질층

피부 상피

지각신경

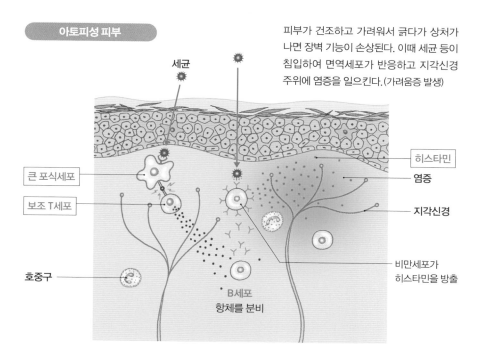

아토피성 피부

피부가 건조하고 가려워서 긁다가 상처가 나면 장벽 기능이 손상된다. 이때 세균 등이 침입하여 면역세포가 반응하고 지각신경 주위에 염증을 일으킨다. (가려움증 발생)

세균

히스타민

염증

큰 포식세포

보조 T세포

지각신경

호중구

비만세포가 히스타민을 방출

B세포 항체를 분비

음식물 알레르기(I형 알레르기)

음식물이 알레르겐

음식물 알레르기는 특정 음식물을 먹어서 발병하는 알레르기 질환이다. I형 알레르기에 속한다.

음식물에 유래하는 알레르겐이 소화관 점막을 통해 혈액 속으로 들어와 알레르겐에 반응하는 IgE 항체가 생산되면 다시 그 음식물을 섭취했을 때 알레르기 반응이 생긴다.

즉시형에서는 음식물의 섭취 후 몇 분에서 1시간 이내로 복통, 설사 등 소화기 증상과 두드러기나 얼굴 부기 등 피부 증상, 비염, 결막염, 기관지 천식, 후두 부종 등이 나타난다. 중증인 경우 메밀이나 땅콩 알레르기로 혈압 저하와 아나필락시스 쇼크를 일으켜 생명이 위독해지기도 한다.

지연형에서는 몇 시간 이상 경과 후 아토피성 피부염이 악화하며 설사 등의 증상이 나타난다.

알레르기에 관한 식품 표시

일본에서는 알레르기를 일으킬 위험이 높은 음식물(알레르겐)을 식품에 표시하는 것이 의무화되어 있다. 발병 건수와 중증도에 맞춰 표시를 의무화하는 '특정 원재료' 7품목, 표시를 장려하는 '특정 원재료에 준하는 것' 18품목을 식품위생법에서 규정하고 있다. (→167쪽 표)

가성 알레르겐

그 외에 주의해야 할 것으로 가성 알레르겐이 있다. 이것은 IgE 항체가 관여하는 I형 알레르기는 아니지만, 비슷한 알레르기 증상을 자주 일으키는 음식물에서 유래한 물질이다.

가성 알레르겐에는 고등어, 죽순, 가지에 들어 있는 히스타민 유사 물

미/니/지/식

아나필락시스의 대책

음식물 알레르기가 두려운 것은 아나필락시스 쇼크를 일으킨다는 점 때문이다. 메밀과 땅콩, 달걀 등이 아나필락시스를 일으키는데, 극히 미량으로도 발생하는 사람이 있고 대량 섭취해야 발생하는 사람 등 개인차가 크다. 아나필락시스에 대한 치료는 아드레날린 근육 주사가 가장 효과가 빠르다. 아드레날린 자기 투여 주사제도 개발되어 있어서 처방받아 휴대할 수 있다. 두드러기나 가려움, 콧물을 억제하는 데는 항히스타민제를 쓴다. 아나필락시스에 대해서는 알레르기를 가진 본인과 가족이 대응할 수 있도록 미리 준비해두는 것이 중요하다.

질과 딸기, 토마토, 감귤류, 감자 등에 들어 있는 살리실산 화합물이 있다. 이것을 섭취하면 알레르기 유사 증상이 나타날 수 있다.

알레르기의 원인이 되는 음식물과 표시	
'특정 원재료'로서 표시 의무가 있는 것(7품목)	1. 알 [알류, 계란, 메추리알, 마요네즈, 오믈렛, 달걀프라이, 게알, 오무라이스, 닭고기 계란덮밥 등]
	2. 밀 [밀가루, 빵, 우동, 튀김우동 등]
	3. 새우 [새우, 새우튀김, 벚꽃 새우 등]
	림프샘, 지라, 가슴샘
	4. 게 [게, 상하이게, 바다참게, 게슈마이 등]
	5. 메밀 [메밀국수 등]
	6. 땅콩 [땅콩, 땅콩버터, 땅콩크림 등]
	7. 우유 [우유, 가공유, 유제품 음료]
'특정 원재료에 준하는 것'으로서 표시를 장려하는 것(18품목)	전복, 오징어, 연어알, 오렌지, 키위, 소고기, 호두, 연어, 고등어, 대두, 닭고기, 바나나, 돼지고기, 송이버섯, 복숭아, 마, 사과, 젤라틴

음식물 알레르기의 발생 원리

음식물 알레르기는 음식물 속에 들어 있는 단백질 조각(펩타이드)이 체내에 흡수되어 그 펩타이드에 반응하는 IgE 항체가 생산되어 발생한다.

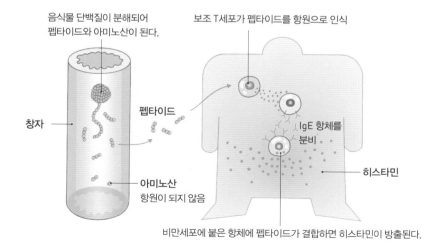

음식물 단백질이 분해되어 펩타이드와 아미노산이 된다.

보조 T세포가 펩타이드를 항원으로 인식

창자

펩타이드

IgE 항체를 분비

아미노산 항원이 되지 않음

히스타민

비만세포에 붙은 항체에 펩타이드가 결합하면 히스타민이 방출된다.

자가 면역성 용혈성 빈혈(Ⅱ형 알레르기)

적혈구가 파괴된다

Ⅱ형 알레르기는 어떠한 원인으로 자가세포에 결합하는 자가 항체가 생겨서 발생하는 알레르기다.

용혈이란 적혈구가 파괴되는 것을 말한다. 자가 면역성 용혈성 빈혈은 적혈구에 결합하는 자가 항체가 생산되어서, 적혈구와 항체의 항원항체 복합체가 만들어지고, 이것이 도움체의 활성화를 통해 혈관 내에서 파괴되거나(혈관 내 용혈), 또는 지라에서 큰 포식세포에게 탐식되어(혈관 외 용혈) 생기는 빈혈이다.

자가 항체가 생산되는 원인은 밝혀지지 않았지만 다른 자가 면역 질

용 / 어 / 해 / 설

혈관 외 용혈

지라는 림프 조직으로 이곳에서 큰 포식세포가 노화된 적혈구를 처리하는데, 용혈성 빈혈에서는 그 처리 작업이 항진되어 지라가 붓는 경우가 있다.

자가 면역성 용혈성 빈혈의 적혈구 파괴 원리

자가 면역성 용혈성 빈혈에서는 적혈구에 대한 자가 항체가 만들어져 적혈구가 파괴된다.

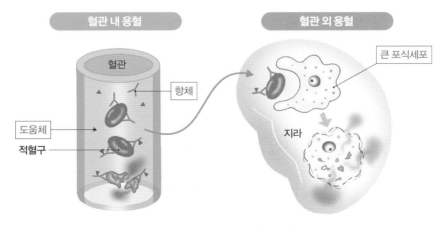

혈관 내 용혈 / 혈관 외 용혈

큰 포식세포

혈관

항체

도움체

적혈구

지라

적혈구에 항체와 도움체가 결합하여 파괴 / 항체가 결합한 적혈구를 큰 포식세포가 탐식하여 분해

환이나 악성 종양이 발견되는 환자에게서 다수 발생하는 경향이 있다. 증상이 급격히 나타날 때는 발열, 전신쇠약, 심부전, 호흡 곤란, 의식 장애, 헤모글로빈뇨, 소변 감소증을 동반한다.

자가 항체가 출현하고 여성에게서 더 많이 발생한다는 공통점을 제외하고 질환의 정도나 발병 연령은 다양하다.

용/어/해/설

헤모글로빈뇨
용혈성 빈혈에서는 적혈구가 파괴되면서 방출된 헤모글로빈이 소변을 통해 나온다. 소변이 콜라 색을 띠는 것이 특징이다.

쿰스 테스트로 진단

용혈성 빈혈의 진단에는 적혈구에 대한 자가 항체의 존재를 확인하는 쿰스 테스트가 중요하다.

쿰스 테스트는 적혈구의 세포막에 결합되어 있는 자가 항체가 존재하는가를 확인하는 검사다. 자가 항체가 적혈구에 결합되어 있을 때 이 자가 항체에 결합할 수 있는 항체를 넣어보면, 자가 항체들 사이에 이 항체가 끼워져 적혈구끼리 연결되어 응집된다.

응집이 일어난 경우를 쿰스 테스트 양성, 일어나지 않은 경우를 음성이라고 한다. 양성이면 용혈성 빈혈로 진단한다.

용혈성 빈혈을 진단하는 쿰스 테스트

쿰스 테스트에서는 적혈구에 결합하는 자가 항체의 존재 여부를 자가 항체에 결합하는 항체를 써서 확인한다.

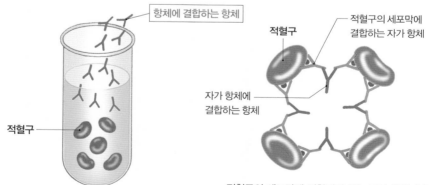

시험관 속의 혈액에 적혈구의 자가 항체와 결합할 항체를 넣는다.

적혈구의 세포막에 결합되어 있는 자가 항체가 존재할 때는 그 항체에 결합하는 항체에 의해 적혈구끼리 연결되어 응집한다.

혈청병과 토리콩팥염(Ⅲ형 알레르기)

혈청병이란

Ⅲ형 알레르기는 혈액 속에 녹아 있는 물질을 항원으로 인식하여 항체와 도움체가 결합하여 면역 복합체를 생성하여 조직을 손상시키는 알레르기다.

혈청병이란 다른 동물에서 만들어진 항독소 혈청(독소에 결합하는 항체)을 독소 중화를 목적으로 사람에게 투여했을 때, 부작용으로서 그 혈청(항체)이 항원으로 인식되어 혈액 속에 면역 복합체가 형성되면서 일어나는 질환이다. 생성된 면역 복합체는 혈관, 콩팥, 관절 등에 침착되어 조직을 손상시킨다.

페니실린 알레르기에 주의

혈청병이 일어나는 예로서 과거에는 디프테리아, 파상풍, 광견병, 보툴리누스균에 의한 중독, 반시뱀이나 살무사 등의 뱀물림 등 독소에 대해 말에서 만든 항독소 혈청을 투여했다.

병의 특징은 주로 두 번째 투여 시에 증상이 나타나며, 발열, 두통, 전신 권태감, 두드러기, 콩팥염과 관절염, 림프샘의 부종 등이 발생한다. 중증인 경우 아나필락시스 쇼크를 일으킨다.

현재는 다른 동물의 항독소 혈청을 사용하지 않아 이러한 사례로 병이 발생하지는 않으나, 혈청병이 사라진 것은 아니다. 페니실린 알레르기 등 사람에게서 유래하지 않은 분자량이 큰 약물(항생물질)의 사용으로 혈청병이 발생하는 경우가 있다.

급성 토리콩팥염

급성 토리콩팥염은 인두염이나 편도염 등 상기도염이나 피부화농증을 일으키는 A군 β용혈성 연쇄 구균(용련균)의 감염에 동반하여 몸속에서

중/요/어/구

페니실린 알레르기
대표적인 약물 알레르기 중 하나. 페니실린은 곰팡이에서 생성되는 단백질로 사람에게는 이물이다. 페니실린에 대응하는 항체가 체내에 생성되면 페니실린을 투여했을 때 심각한 알레르기 반응을 일으킬 수 있다. 이 반응을 페니실린 쇼크라고 한다.

용/어/해/설

A군 β용혈성 연쇄 구균
화농 연쇄 구균의 일종으로 그람 양성균이다. 약칭으로 용련균이라고 하는 경우가 많다. 목안과 피부의 상재균으로, 보유하고 있지만 발병하지 않는 사례도 있다. 이 세균에 대한 항원 항체 반응을 시작으로 토리가 손상된다. 급성 토리콩팥염의 대부분은 이 세균이 원인이다.

생산되는 항체가 혈액 속에서 면역 복합체를 형성하여 소변을 만드는 콩팥의 토리를 통과하지 못하고 염증을 일으켜서 발생하는 질환이다.

혈액이 여과되지 않아 소변 감소증, 부종, 요소 질소와 크레아틴 수치의 상승이 확인되고 콩팥 기능 부족으로 진행된다. 토리의 손상에 동반하여 정상이라면 소변으로 나오지 말아야 할 단백질, 적혈구, 백혈구가 빠져 나와 단백뇨나 혈뇨가 확인되는 경우도 있다.

급성 토리콩팥염은 과거 용련균에 처음 감염된 소아에게 많이 나타나고 집단 발병이 되기도 했으나 현재는 용련균 감염에 대해 조기 항생제가 투여되어 거의 발생하지 않는다.

Ⅲ형 알레르기에 의한 조직의 파괴

Ⅲ형 알레르기에서는 혈액 속에 용해되어 있는 항원에 결합하는 항체가 만들어져 면역 복합체를 형성, 혈관 내피 등의 조직에 침착되어 손상시킨다.

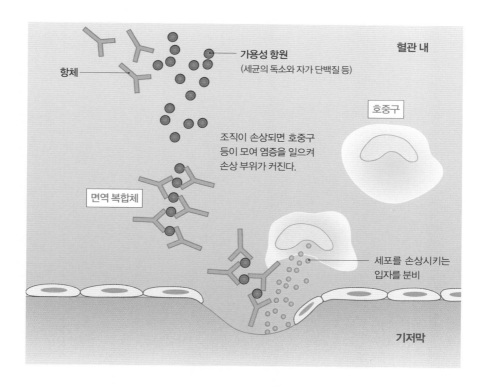

접촉성 피부염(IV형 알레르기)

피부에 접촉만 해도 염증이 발생

IV형 알레르기는 항체의 관여 없이 T세포에 의해 생기는 지연형 알레르기다.

접촉성 피부염은 원인 물질이 피부로 침투하면 항원 제시 세포가 보조 T세포에 이물임을 제시하고, 감작이 성립한 뒤 재차 원인 물질이 침입하여 발생한다. 항체가 관여하지 않고 T세포와 큰 포식세포 등에 의해 발생하는 염증성 질환이다.

피부의 습진을 특징으로 하며 염화 피크릴과 중금속, 옻, 고무, 그리고 식물 중에서는 앵초(프리뮬러), 국화, 망고, 은행 등이 원인 물질이다. 그리고 원인 물질의 독성의 강도와 증상의 강도는 서로 관계가 없다.

금속 알레르기

니켈, 코발트, 크롬 등의 금속은 치과용 금속뿐 아니라 장신구(귀고리, 손목시계, 안경 등)에도 사용되는데 금속 알레르기를 유발하는 금속으로 유명하다.

알레르기 반응은 단백질에 대해 발생하는 것인데 왜 금속에서 일어날까? 착용하고 있는 금속에서 녹아 나온 금속 이온이 피부로 침투하여 사람의 단백질과 합성되어 알레르겐이 되는 것이다.

알레르기의 진단과 치료

알레르기를 진단하려면 예측되는 원인 물질을 붙이는 검사(패치 테스트)가 효과가 있다. IV형 알레르기의 대표적인 검사법으로 양성 반응에서는 홍반, 부종, 작은 수포 등의 습진이 붙인 부분에 며칠간 남아 있다.

피부염 증상은 외용약이나 내복약을 써도 낫지 않는다. 원인 물질을 특정해서 항원을 제거해야 증상이 완화된다.

용 / 어 / 해 / 설

금속 이온

니켈과 코발트, 크롬 등의 금속은 땀이나 침이 닿았을 때 이온(전하를 가진 분자)이 되어 녹아 나온다. 금속은 종류에 따라 어떤 액체를 만나면 반응하여 이온이 된다. 금이나 백금은 이온화의 반응이 잘 일어나지 않아 잘 녹지 않는다.

미 / 니 / 지 / 식

치과용 금속과 알레르기

치과 치료에서 사용되는 금속 충전재, 크라운, 인공치아 등을 장기간 장착하고 있으면 금속이 녹아 나와 알레르기를 일으킨다. 구내염, 잇몸 염증에서 나아가 전신 증상을 일으키기도 한다. 패치 테스트로 알레르겐을 특정할 수 있으면 제거하고, 충전재 등은 알레르겐이 될 수 없는 세라믹 등으로 교체한다.

금속 알레르기의 발생 원리

금속 알레르기는 피부에 닿은 금속에서 금속 이온이 녹아 나와 피부 속으로 들어가 단백질과 결합하여 항원이 되면서 발병한다.

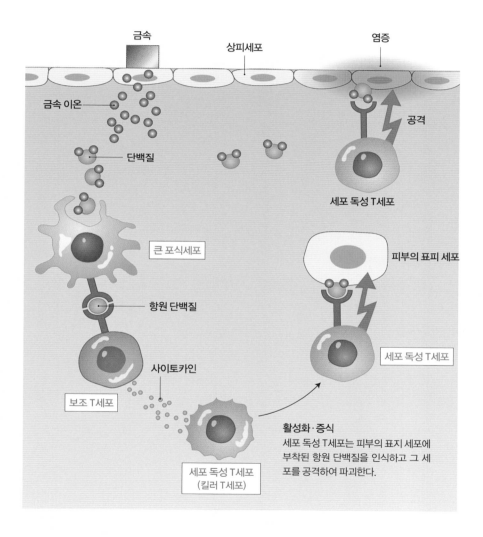

금속

상피세포

염증

금속 이온

단백질

공격

세포 독성 T세포

큰 포식세포

피부의 표피 세포

항원 단백질

세포 독성 T세포

사이토카인

보조 T세포

활성화·증식
세포 독성 T세포는 피부의 표지 세포에 부착된 항원 단백질을 인식하고 그 세포를 공격하여 파괴한다.

세포 독성 T세포
(킬러 T세포)

그레이브스병(V형 알레르기)

수용체에 대한 자가 항체를 생산

V형 알레르기는 자가 항체가 만들어진다는 점에서 II형 알레르기와 유사하나, 만들어진 항체가 자가세포의 수용체에 대한 항체라는 부분이 다르다. 수용체에 항체가 결합하면 그 세포를 계속해서 자극하여 면역 이상을 일으킨다. 그런 의미에서 항수용체형 알레르기라고도 부른다.

표적이 되는 자가세포가 호르몬 생산 세포라면 자가 항체의 수용체에 결합했을 때 호르몬 생산을 비정상적으로 증가 또는 저하시켜 생체에 병적 상태를 초래한다.

갑상샘 기능의 과도한 항진

그레이브스병은 갑상샘 자극 호르몬(TSH) 수용체에 대한 자가 항체(항 TSH 수용체 항체)가 생산되고 본래의 항상성 유지와는 관계없이 TSH 수용체에 결합하여 자극하고, 그 결과 갑상샘 호르몬이 병적으로 과잉 생산되는 질환이다. 그래서 갑상샘 항진증이라고도 한다.

TSH는 갑상샘 기능을 조절하는 상위 호르몬으로서 뇌하수체에서 분비되어 갑상샘의 TSH 수용체에 결합하여 갑상샘 호르몬인 트라이아이오도티로닌(T3)과 티록신(T4)의 분비를 촉진한다. 이로써 전신의 정상적인 대사(체온 조절, 심박수, 정신 상태, 소화 등)를 조절하고 있다.

그러나 TSH 수용체에 대응하는 자가 항체가 생산되어 갑상샘의 TSH 수용체에 결합하면 혈중 TSH 양과는 관계없이 갑상샘 호르몬이 생산된다. 그 결과 고혈압, 잦은맥박, 발한 과다, 안구 돌출, 갑상샘종, 떨림, 정신불안 등의 증상이 나타난다.

그레이브스병은 여성에게 많은 질환이며 중년층 이상은 갱년기 장애와 착각하는 경우가 많으므로 의심되는 증상이 있다면 전문의와 반드시 상담해야 한다.

갑상샘 자극 호르몬과 검사

갑상샘 자극 호르몬(TSH)은 혈액 속 갑상샘 호르몬이 미량만 변화해도 이를 민감하게 감지하여 그 양을 일정하게 유지시키는 기능을 한다. TSH는 갑상샘 호르몬의 피드백 제어를 받으므로 갑상샘 호르몬의 양이 증가하면 TSH의 분비가 제어되고 양이 저하되면 TSH의 분비가 증가한다. 갑상샘 질환을 확인하는 검사로는 갑상샘 호르몬(T3, T4)뿐 아니라 TSH 검사도 중요하다.

그레이브스병의 발병 원리

그레이브스병은 갑상샘의 TSH(갑상샘 자극 호르몬) 수용체에 자가 항체가 결합하여 TSH 수용체에서 전달되는 계속된 자극으로 갑상샘 호르몬이 과잉 분비되어 발병한다.

그레이브스병의 원인

뇌

TSH(갑상샘 자극 호르몬)가 줄어든다.

갑상샘

B세포

항체 분비

갑상샘 호르몬이 증가

갑상샘 표면에 있는 TSH 수용체에 항체가 결합하여 갑상샘이 자극받아 갑상샘 호르몬이 과잉 분비된다.

그레이브스병의 증상

땀을 많이 흘린다.

말이 빨라진다.

초조감이 심해진다. 불면, 집중력 저하.

맥이 빨라져서 두근거리고 숨이 찬다.

설사가 잦다.

손발이 떨린다.

다리가 붓는다.

알레르기 질환의 치료

알레르기에는 다양한 유형이 있으며 발생하는 알레르기 질환도 다종다양하지만 근본은 같다. 그렇다면 어떤 치료법이 있을까? 실제 시행하고 있는 대증 요법과 새롭게 시도 중인 경구 면역 요법(탈감작 요법)에 대해 알아보자.

알레르겐 제거와 대증 요법

I형 알레르기인 음식물 알레르기나 꽃가루 알레르기, IV형 알레르기인 금속 알레르기에서는 알레르겐의 흡입과 섭취, 접촉을 막는 것이 가장 효과가 있다.

음식물 알레르기에서는 알레르겐 제거식을 만들어 대처한다.

그러나 일상생활 속에서 알레르겐을 정확히 특정하거나 완전히 제거하기란 쉽지 않다. 그래서 실제로 근본적인 치료보다 대증 요법을 쓴다. 대증 요법으로서 항히스타민제의 복용이나 스테로이드제 도포, 아나필락시스의 발생에 대비한 자가 투여 주사제의 소지(아드레날린, β작동제 등으로 혈압 상승과 기관지 확장을 촉진), 꽃가루 알레르기의 경우 노출을 차단하기 위해서는 마스크 착용 등으로 대처하는 것이 현실이다.

알레르겐을 제거하려면 먼저 원인 물질을 특정해야 한다. 원인 물질을 특정하는 데는 패치 테스트가 효과가 있으며 알레르기성 접촉 피부염 등의 확정 진단에 이용된다. 혈액 검사로도 원인 물질에 대한 특이적 IgE 항체의 검출이 가능하며 최근에는 시판용 키트도 나왔다.

알레르기의 근본 치료

심한 알레르기 질환을 앓는 환자는 주위 사람들에게 알레르기를 이해시키는 것도 중요하다. 알레르기의 치료는 지금까지 근본적인 치료가 어렵다고 여겨져 왔으나 현재 다음에 소개하는 탈감작 요법 등 몇 가지 시도가 이루어지고 있다.

음식물 알레르기에 대한 탈감작 요법은 면역에서 경구 면역 관용이라
는 현상을 이용한 근본적인 치료라 할 수 있다.

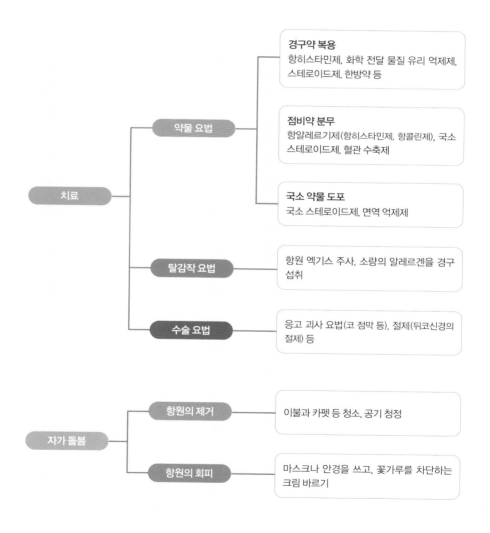

알레르기 질환의 치료와 대책

알레르기 질환에는 약물 요법과 탈감작 요법 등의 치료가 이루어지며 대책으로서는 항원을 제거하는
방식의 자가 돌봄이 있다.

치료

약물 요법

경구약 복용
항히스타민제, 화학 전달 물질 유리 억제제,
스테로이드제, 한방약 등

점비약 분무
항알레르기제(항히스타민제, 항콜린제), 국소
스테로이드제, 혈관 수축제

국소 약물 도포
국소 스테로이드제, 면역 억제제

탈감작 요법
항원 엑기스 주사, 소량의 알레르겐을 경구
섭취

수술 요법
응고 괴사 요법(코 점막 등), 절제(뒤코신경의
절제) 등

자가 돌봄

항원의 제거
이불과 카펫 등 청소, 공기 청정

항원의 회피
마스크나 안경을 쓰고, 꽃가루를 차단하는
크림 바르기

경구 면역 요법(탈감작 요법)

음식물 알레르기의 치료에서는 원인이 되는 음식물을 최대한 제거하여 알레르기 반응을 일으키지 않도록 하는 것이 가장 중요하다. 반면 생체에 원인 식품에 대한 내성을 획득시켜 일상생활에 지장이 없는 수준까지 증상을 개선하는 시도도 이루어지고 있다. 이 방법을 경구 면역 요법(탈감작 요법)이라고 한다.

경구 면역 요법이 왜 효과가 있을까? 면역학적으로는 항원에 대한 반응이 재조정되어 기본 요인인 IgE 항체의 생산량이 변화하기 때문이라고 한다. IgE 항체의 생산량이 줄면 알레르기 반응의 완화로 이어진다.

알레르기를 일으키는 식품을 조금씩 꾸준히 섭취했더니 어느새 증상이 나타나지 않았다는 경험 사례가 나오자, 입으로 섭취한 항원에 대한 면역 반응이 약해지는 현상(경구 면역 관용)이 존재한다고 여기게 되었다.

단, 치료는 음식물 알레르기 전문가와 함께 의료 기관에서, 또는 의사의 입회하에 신중하게 이루어져야 한다. 아나필락시스가 발생해도 대응할 수 있도록 입원 치료 하는 것이 일반적이다. 또 퇴원 후에는 의사에게 지시받은 양을 집에서 먹는 유지 요법을 실시하는데, 여러 가지 알레르기 증상을 동반하는 경우도 많으므로 환자의 주의와 인내가 필요하다. 뿐만 아니라 반드시 치료가 성공한다는 보장이 없으며 치료 기간과 정도에 개인차가 크기 때문에 개인 또는 다른 경로로 유사 행위를 실시하는 것은 위험하다. 반드시 전문의와 상담해야 한다.

알레르겐 투여를 이용한 탈감작 요법

탈감작 요법으로는 그 밖에 꽃가루 알레르기 등 알레르기성 비염이나 기관지 천식에 대해서 알레르겐이 되는 물질을 용해하여 그 용액을 매우 묽게 희석해 몸속에 투여하는 방법도 있다. 투여 방식은 피부 내 주사와 혀 밑에 머금게 하는 두 가지 방법이 있다. 모두 심한 알레르기 증상이 발생할 위험이 있으므로 이 치료법도 반드시 전문의와 잘 상담한 다음에 해야 한다.

중/요/어/구

경구 면역 관용

입을 통해 들어간 음식물 등 몸을 유지하는 데 필요한 성분에는 과민한 면역 반응(알레르기 반응)을 일으키지 않는 현상을 말한다. 소화관에서 흡수되는 단백질 조각(펩타이드)은 혈액 속으로 들어가도 면역 반응을 일으키지 않는다. 창자 면역에서 T세포가 무반응 상태가 되고 조절 T세포를 유도하여 그 결과 면역 반응이 억제되는 것이다. 반면 혈액 속에 직접 단백질을 주입하면 외래 이물로 인식하여 면역 반응이 일어난다. ▶98쪽 음식물 알레르기의 치료에서는 알레르겐이 되는 물질을 소량씩 섭취함으로써 알레르기 반응을 억제하는 경구 면역 요법이 실시되고 있다.

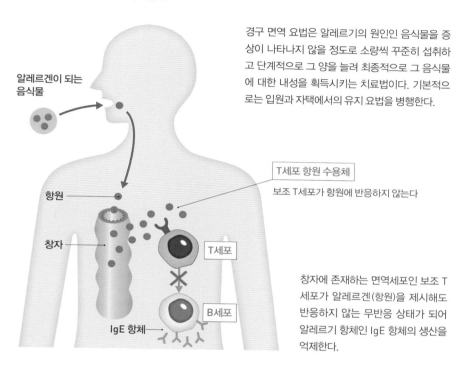

알레르겐이 되는 음식물

경구 면역 요법은 알레르기의 원인인 음식물을 증상이 나타나지 않을 정도로 소량씩 꾸준히 섭취하고 단계적으로 그 양을 늘려 최종적으로 그 음식물에 대한 내성을 획득시키는 치료법이다. 기본적으로는 입원과 자택에서의 유지 요법을 병행한다.

T세포 항원 수용체
보조 T세포가 항원에 반응하지 않는다

항원

창자

T세포

B세포

IgE 항체

창자에 존재하는 면역세포인 보조 T세포가 알레르겐(항원)을 제시해도 반응하지 않는 무반응 상태가 되어 알레르기 항체인 IgE 항체의 생산을 억제한다.

치료 기간

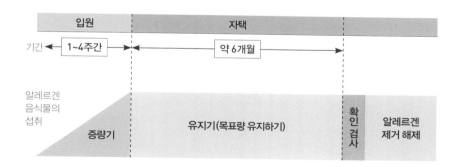

입원	자택	
기간 1~4주간	약 6개월	

알레르겐 음식물의 섭취

증량기 | 유지기(목표량 유지하기) | 확인검사 | 알레르겐 제거 해제

벌독과 아나필락시스

벌에 쏘여서 목숨을 잃을 수 있다는 말을 듣고 숲이나 공원 등에 나가는 것을 두려워하는 사람도 있을 것이다. 우리에게 벌은 친근한 존재이지만 독을 가진 곤충이기도 하다. 독을 가진 벌에는 장수말벌과 땅벌, 쌍살벌, 꿀벌이 있다. 사람을 쏘는 습성이 있는 것은 장수말벌, 쌍살벌, 꿀벌 등 세 종류인데, 독성의 강도도 나열한 순서대로다. 그중에서 장수말벌이 크기도 크고 독을 가장 많이 가지고 있으며 독성도 강하다고 알려져 있다.

벌독에는 알레르기 반응을 일으키는 성분(알레르겐)과 히스타민이 함유되어 있어 쏘이면 국소에 격통이 있고 발적, 부기가 생긴다. 중증인 경우 구토, 전신 부종, 쇼크, 콩팥 장애까지 나타난다.

이전에 벌에 쏘인 사람이 두 번째 쏘였을 때 일어나는 아나필락시스(쇼크)는 상당히 위험한데, 최악의 경우 죽음에 이를 수 있다. 아나필락시스는 전신성에 중증인 I형 알레르기 반응으로, 벌독 알레르기가 있는 경우 쏘인 사람의 10~20%에서 전신 두드러기와 오심, 구토, 부종, 혈압 저하 등의 증상을 일으킨다.

벌독의 특징은 반응 시간이 짧다는 것인데 대부분 쏘이고 나서 15분 이내로 증상이 나타난다. 증상이 빨리 나타날수록 증세가 심해질 수 있어 즉시 병원으로 가서 처치해야 한다.

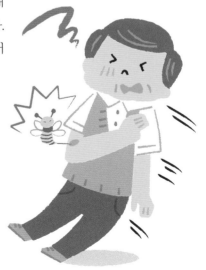

제5장

자가 면역 질환

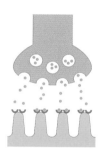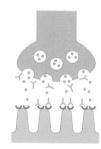

자기를 공격하는 원리

면역 체계의 이상

면역 체계는 침입한 유해 물질이나 세균, 바이러스 등을 자기가 아닌 것으로 인식하여 공격, 제거한다. 자가 면역 질환은 이 체계가 이상을 일으켜 원래 공격하지 말아야 할 자기 유래 단백질(세포 표면의 막 단백질 등)을 공격하여 염증과 기능 장애를 일으키는 질환이다.

면역 체계가 정상이라면 자가 단백질에 대해 공격하지 않도록 면역 관용이 기능한다. 자기에게 반응하는 T세포는 애당초 가슴샘에서 아폽토시스를 통해 제거된다. 이를 중추성 면역 관용이라고 한다.

전신의 림프샘에서는 큰 포식세포 등이 자가 단백질을 T세포에 제시했을 때 보조 자극 분자가 결여되어 있어서 T세포가 응답하지 못하는 무반응(anergy)이 나타난다. 이를 말초성 면역 관용이라고 한다.

면역 관용은 B세포에서도 똑같이 일어난다. 골수에서 자가 반응성 B세포는 제거되고, 말초의 림프샘에서도 자가 반응성 B세포는 T세포의 보조를 받지 못하기에 아폽토시스를 일으켜 제거된다. (→54쪽)

그런데 이러한 면역 관용의 메커니즘이 정상적으로 작동하지 못하는 경우가 생긴다. 그것이 자가 면역 질환이다.

자기를 공격하는 이유

그렇다면 왜 자기를 향해 공격할까?

자가 항체의 출현에 대해서는 두 가지 원인을 생각할 수 있다.

하나는 감염과 약물 등의 투여로 자가 단백질의 구조가 변화되어, 자기를 이물로 인식하는 것이다. 또 외래 단백질의 구조가 자가 단백질과 유사하면 교차 반응을 일으켜 자가 단백질을 외래 단백질로 착각하여 자가 항체가 생산된다.

T세포와 관련해서는 가슴샘에서 자가 반응성 T세포가 제대로 제거되

용 / 어 / 해 / 설

면역 관용

면역세포가 상대를 공격하지 않거나 상대에 반응하지 않는 것을 말한다. 면역 체계에서 상당히 중요한 개념이다. 이 장에서는 면역세포가 자기 조직이나 자가 단백질에 반응하지 않는 자가 면역 관용에 대해 다루고 있는데, 소화관에서 흡수된 음식물 단백질(펩타이드)에 반응하지 않는 것도 면역 관용 중 하나다. 음식물 단백질에 반응하면 음식 알레르기를 일으킨다.

자가 면역 질환의 발병 원리

자가 면역 질환은 T세포와 B세포에서 각각 면역 관용이 깨져 발병한다.

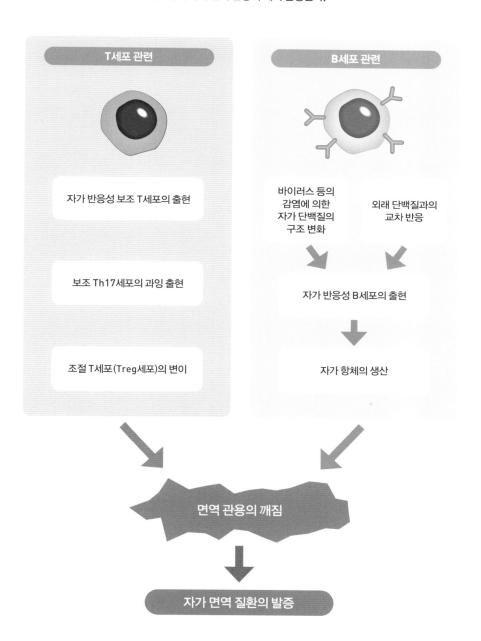

T세포 관련

- 자가 반응성 보조 T세포의 출현
- 보조 Th17세포의 과잉 출현
- 조절 T세포(Treg세포)의 변이

B세포 관련

바이러스 등의 감염에 의한 자가 단백질의 구조 변화

외래 단백질과의 교차 반응

자가 반응성 B세포의 출현

자가 항체의 생산

면역 관용의 깨짐

자가 면역 질환의 발증

지 못했을 가능성이 있다. 가슴샘에서의 자가 항원의 발현이 충분하지 않아서 자가 반응성 T세포가 살아남아 말초로 새어나가는 경우다.

또 면역 반응을 억제하는 조절 T세포(Treg세포)의 변이도 생각할 수 있다. 조절 T세포가 정상적으로 기능하지 못하고 면역 반응이 과도하게 진행된 경우, 알레르기 반응처럼 자기 조직을 공격하는 반응이 유도되는 것일 수도 있다.

보조 Th17세포의 관여

최근 보고에 따르면 보조 T세포의 일종인 보조 Th17세포가 자가 면역 질환의 발병에 관여한다고 한다.(→82쪽)

Th17세포는 인터류킨17(IL-17)이라는 사이토카인을 생산·분비하는데, 이 IL-17이 관절염이나 심근염 등 염증성 자가 면역 질환을 일으킨다는 것이다.

Th17세포는 미감작 보조 T세포(Th0세포)에서 분화되는데, 몇 가지 원인으로 Th17세포가 많이 출현했을 때 말초 조직에서 IL-17이 과잉 분비되어 심장과 관절, 허파 등 자가 조직에서 염증을 유발시킬 수 있다고 한다.

자가 면역 질환의 종류

자가 면역 질환은 크게 두 종류로 나눌 수 있다. 전신성 자가 면역 질환(류머티즘성 관절염, 전신 홍반 루푸스)과 장기 특이적인 자가 면역 질환(하시모토병, 중증 근무력증, 굿파스처 증후군, 궤양성 대장염 등)이다.

자가 면역 질환은 많은 경우 치료가 어렵거나 장기간 치료를 해야 해서 국가에서 난치병으로 지정하고 있다.

교차 반응

면역 반응에서 어느 항원의 단백질과 구조가 매우 비슷한 다른 단백질이 침입해 들어오면, 최초의 항원에서 만들어진 항체와 매우 유사한 항체가 만들어져, 두 가지 항체가 어느 항원에나 똑같이 반응하는 것. 교차 반응은 꽃가루 알레르기 등과 같은 알레르기 반응에서도 나타난다. 사과나 복숭아 등 과일에는 꽃가루와 아주 비슷한 구조로 이루어진 단백질이 포함되어 있어서 먹으면 가려움증 등 알레르기 증상이 나타난다.

자가 면역 질환의 종류

자가 면역 질환은 염증이 전신에 나타나는 전신성 자가 면역 질환과, 특정 장기에 염증이 보이는 장기 특이성 자가 면역 질환으로 나뉜다.

전신성 자가 면역 질환

질환명	표적 장기·조직	생성되는 자가 항체
류머티즘성 관절염	관절의 골막	류머티즘 인자, 항CCP 항체
전신 홍반 루푸스	여러 장기	항이중 가닥 사슬 DNA 항체, 항핵 항체 등

장기 특이성 자가 면역 질환

질환명	표적 장기·조직	생성되는 자가 항체
하시모토병	갑상샘 마이크로솜	항갑상샘 마이크로솜 항체
중증 근무력증	신경·근육(아세틸콜린 수용체)	항아세틸콜린 수용체 항체
굿파스처 증후군	허파 / 콩팥	항기저막 항체
궤양성 대장염	큰창자	큰창자 상피세포에 대한 항체

전신 홍반 루프스

DNA에 대한 자가 항체를 생산

전신 홍반 루프스에서는 자가 항체인 항핵 항체(주로 핵내의 DNA에 대한 항체)가 생산되어 DNA와의 면역 복합체가 형성된다. 이 면역 복합체가 다양한 조직에 침착되어 도움체 계통의 활성화 등을 일으키고 그 결과 전신에 염증이 생기는 자가 면역 질환이다.

교원병으로 분류되며 류머티즘성 관절염에 이어 많이 발생하는 질환이다.[우리나라는 2018년 기준으로 약 2만 명, 일본은 2012년 기준으로 약 6만 명의 환자가 있으며, 전세계적으로는 500만 명의 환자가 있는 것으로 알려져 있다.]

젊은 여성에게 많이 발병하여 에스트로겐 등 여성 호르몬의 관여가 의심된다. 또 일란성 쌍둥이의 발병률이 25% 정도라 유전적 소인을 바탕으로 하여 감염, 성호르몬, 자외선, 약물 등 환경 요인이 작용하여 발병한다고 알려져 있다.

특징적인 증상은 나비 모양의 홍반

증상은 다양한데 전신 권태감, 쉽게 피로를 느낌, 발열을 동반, 피부 병변이 특징으로 나타난다. 질환의 영어명 'Systemic lupus erythematosus'에서 'erythema'가 홍반이라는 뜻이다. 뺨에서 코에 걸쳐 생기는 나비 모양의 홍반은 이 병의 매우 특징적인 증상으로 햇빛에 노출되면 과민해진다. 급성기에는 근육통, 관절통, 사구체 신염(루푸스 신염)에 의한 단백뇨와 혈구 성분의 누출, 가슴막염, 림프샘 부기 등 다양한 증상이 나타난다.

그 밖에 심근염에 의한 잦은맥박, 부정맥의 출현, 용혈성 빈혈도 비교적 많이 확인된다.

나비 모양 홍반
홍반이란 피부 밑의 모세혈관이 확장되어 피부 표면에 나타나는 붉은 얼룩 형태의 발적을 말한다. 나비 모양 홍반은 코를 중심으로 뺨 양쪽에 펼쳐지며 나비가 날개를 편 모양 같다고 하여 붙은 이름이다.

치료 방법

부신 피질 스테로이드를 중심으로 하는 면역 억제제를 투여하여 치료한다. 최근에는 분자 표적 치료제의 개발로 염증성 사이토카인을 특이적으로 차단하는 생물학적 제제(TNF-α 억제제) 등을 써서 치료 효율이 향상되고 있다.

치료하면 보통 증상이 나아지지만, 완화와 악화를 반복하면서 만성이 되는 경과를 보이는 경우도 많다.

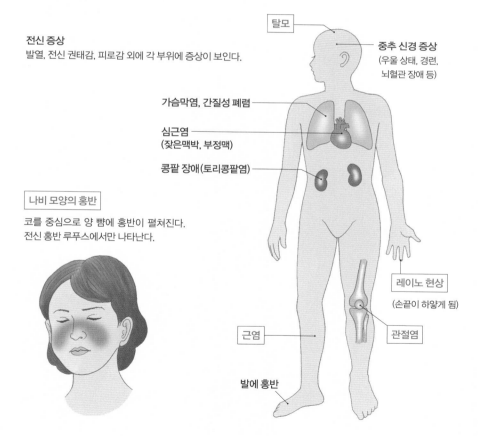

전신 홍반 루푸스의 증상과 특징

전신 홍반 루푸스는 자가 항체에 의해 생성된 면역 복합체가 다양한 조직에 침착되어 전신에 염증을 일으키는 병이다.

전신 증상
발열, 전신 권태감, 피로감 외에 각 부위에 증상이 보인다.

탈모

중추 신경 증상
(우울 상태, 경련, 뇌혈관 장애 등)

가슴막염, 간질성 폐렴

심근염
(잦은맥박, 부정맥)

콩팥 장애(토리콩팥염)

나비 모양의 홍반

코를 중심으로 양 뺨에 홍반이 펼쳐진다.
전신 홍반 루푸스에서만 나타난다.

레이노 현상
(손끝이 하얗게 됨)

근염

관절염

발에 홍반

류머티즘성 관절염

관절에 염증이 생긴다

류머티즘성 관절염은 자가 항체인 류머티즘 인자(rheumatoid factor)가 생성되어 관절 안쪽 면을 덮고 있는 윤활막에 염증이 생기며, 진행되면 연골과 뼈가 파괴되는 자가 면역 질환이다.

주요 증상으로 손발의 근육과 관절에 염증과 통증이 나타난다. 악화하면 전신으로 번지기에 악성 물질이 온몸을 타고 퍼진다는 의미에서 '흐르다'를 뜻하는 그리스어 '류마'가 병명에 쓰이게 되었다. 교원병에 속하는 병 가운데 가장 많은 질환이며 일본의 환자 수는 70만 명 이상이라고 알려져 있다.

주로 여성에게 많이 나타나며 여성 호르몬과 유전적 소인, 바이러스 감염과 생활 습관 등의 영향에 의해 발병, 악화한다고 알려져 있다.

관절염의 직접적인 원인은 종양 괴사 인자 α(TNF-α)와 인터류킨 6(IL-6) 등 사이토카인의 증가이며 이로 인해 염증이 발생한다. 관절염을 '아침 경직'이라고 많이 표현하는데, 손가락 발가락이 구부러지지 않고, 그 상태가 한 시간 이상 지속되는 것이 특징이다. 방치하면 관절염이 진행되어 변형과 오그라짐 현상이 생기고 마침내 관절이 파괴된다.

약물 요법으로 염증을 억제한다

치료법은 증상의 정도에 따라 약물 요법(스테로이드제, 항류머티즘제), 재활(류머티즘 체조), 수술 요법(인공 관절 치환술)이 선택되어 실시된다.

약물 요법으로 염증을 억제하는 것이 기본이다.

항류머티즘제인 메토트렉세이트는 항악성 종양제(항암제)의 일종으로 엽산 대사와 핵산 합성(DNA 합성)을 억제하여 면역세포의 증식을 억제한다. 그 결과 항체와 염증성 사이토카인의 생산이 차단되고, 윤활막과 연골 파괴에 관여하는 효소 콜라제네이스 생산도 억제되어 증상이

중/요/어/구

류머티즘 인자

변성이 일어난 항체 IgG의 Fc 부분에 결합하는 자가 항체를 말한다. 류머티즘성 관절염 환자의 혈액 속에 고농도로 존재하며, 류머티즘성 관절염 외의 질환을 구별하는 감별 진단에도 이용한다. 류머티즘 인자의 측정은 류머티즘성 관절염의 진단에 반드시 필요한 검사다.

용/어/해/설

효소 콜라제네이스
collagenase

섬유 모양 단백질인 콜라겐을 분해하는 효소. 류머티즘성 관절염에서는 윤활막과 연골의 콜라겐 섬유가 이 효소에 의해 파괴된다.

개선된다. 단, 이것은 면역 억제제이기에 감염증 등의 부작용에 주의해야 한다.

최근에는 염증성 사이토카인을 특이적으로 차단하는 분자 표적제가 항류머티즘제로서 사용되기 시작했다.

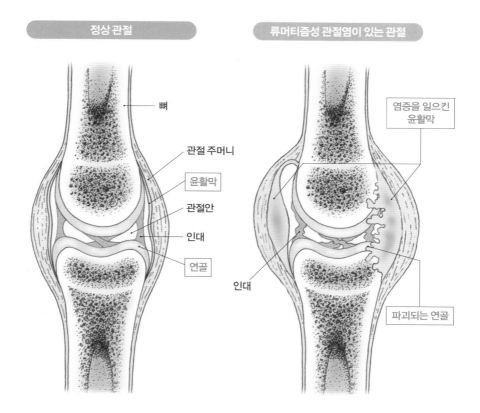

류머티즘성 관절염의 진행 단계

류머티즘성 관절염은 관절을 싸고 있는 윤활막에 염증이 생겨 연골과 뼈가 파괴되는 병이다.

정상 관절

뼈

관절 주머니

윤활막

관절안

인대

연골

류머티즘성 관절염이 있는 관절

염증을 일으킨 윤활막

인대

파괴되는 연골

자가 항체(류머티즘 인자)에 의해 윤활막에 염증이 생겨 두터워진 윤활막이 연골과 뼈를 조금씩 파괴해 나간다. 중증화되면 뼈가 변형되어 관절을 굽히지 못한다.

하시모토병(갑상샘 관련)

갑상샘의 기능 저하

자가 면역 질환 중에 갑상샘에 관련된 것으로는 하시모토병이 있다.

하시모토병은 갑상샘 호르몬 관련 단백질(사이로글로불린, 갑상샘 페르옥시데이스)에 대한 자가 항체, 항사이로글로불린 항체와 항갑상샘 페르옥시데이스 항체가 생산되어 발병한다. 자가 항체 때문에 갑상샘 기능이 저하되어 전신 대사를 정상적으로 유지해주는 갑상샘 호르몬의 기능이 떨어지고, 그 결과 여러 기능에 이상을 일으키는 자가 면역 질환이다.

여성에게 많은 질환이고, 갑상샘은 예비 능력이 큰 장기라 자각 증상이 거의 나타나지 않는다. 연령의 증가와 함께 여러 해에 걸쳐 서서히 염증이 진행되다가 마침내 갑상샘 기능이 저하되면 전신의 대사가 원활하지 못해 병적인 한기, 변비, 기억력과 계산력 저하, 졸림 등을 자각하게 된다. 진행되면 얼굴이 팽팽하게 붓고 의식 장애, 치매, 운동 실조 등의 신경 증상도 나타난다.

진단과 치료

자가 항체인 항갑상샘 페르옥시데이스 항체(항TPO 항체), 항사이로글로불린 항체(항Tg 항체)가 있는지 혈액 검사를 통해 확인하여 진단한다.

하시모토병의 증상은 갑상샘 호르몬의 수치를 정상화하여 개선시킨다. 치료로는 갑상샘 호르몬제를 써서 갑상샘 호르몬을 보급한다.

그레이브스병과 하시모토병의 차이

그레이브스병은 같은 자가 면역 질환이지만 하시모토병과는 반대로 갑상샘 기능이 항진되어 갑상샘 호르몬의 과잉 생산·분비로 이상을 일으키는 질환이다. 갑상샘 자극 호르몬(TSH) 수용체에 대한 자가 항체(항

항사이로글로불린 항체
사이로글로불린은 갑상샘 호르몬의 전구 물질로, 갑상샘 내부에서 합성되어 저장되는 단백질이다. 항사이로글로불린 항체는 이 단백질에 결합하여 갑상샘 호르몬 합성을 억제한다.

항갑상샘 페르옥시데이스 항체
갑상샘 페르옥시데이스는 갑상샘 호르몬의 합성 과정에서 기능하는 효소로, 이 효소에 결합하는 자가 항체이다. 항체의 결합으로 효소의 기능이 억제되어 호르몬 합성에 지장을 초래한다.

TSH 항체)가 만들어지고, 이 수용체에 결합하여 갑상샘 호르몬 생산을 촉진한다. 전신 대사가 왕성해지기 때문에 더위, 피로감, 나른함, 불면, 집중력 저하, 부종 등의 증상이 나타난다. 하시모토병과는 같은 증상도 있지만, 다른 점도 있다.

하시모토병의 원인과 증상

하시모토병은 자가 항체에 의해 만들어지는 갑상샘 호르몬의 양이 줄어서 발병한다.

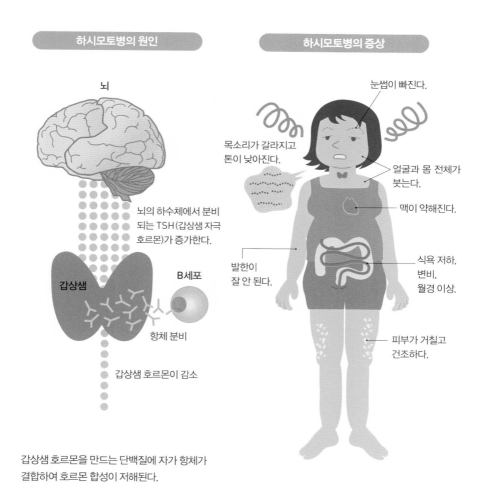

하시모토병의 원인

뇌

뇌의 하수체에서 분비되는 TSH(갑상샘 자극 호르몬)가 증가한다.

갑상샘

B세포

항체 분비

갑상샘 호르몬이 감소

갑상샘 호르몬을 만드는 단백질에 자가 항체가 결합하여 호르몬 합성이 저해된다.

하시모토병의 증상

눈썹이 빠진다.

목소리가 갈라지고 톤이 낮아진다.

얼굴과 몸 전체가 붓는다.

맥이 약해진다.

발한이 잘 안 된다.

식욕 저하, 변비, 월경 이상.

피부가 거칠고 건조하다.

중중 근무력증(근육·신경 관련)

신경에서 정보가 차단된다

근육·신경과 관련된 자가 면역 질환에는 중중 근무력증이 있다.

중중 근무력증은 말초 신경과 근육이 만나는 신경근 접합부에서, 신경 쪽에서 분비되는 신경 전달물질 아세틸콜린을 받는 근육 쪽 아세틸콜린 수용체에 대한 자가 항체가 생산되어서 신경과 근육의 신호 전달이 차단되고 그 결과 운동과 호흡 기능에 다양한 문제가 생기는 자가 면역 질환이다.

항아세틸콜린 수용체에 대한 항체가 아세틸콜린 수용체에 결합하면 아세틸콜린이 결합하지 못해 신경 쪽에서 온 정보(신호)는 전달되지 않는다.

증상이 아침에는 가볍고 저녁에 심해지는 하루 주기 리듬을 가진다는 특징이 있으며 전신의 근력 저하와 피로감을 동반한다. 눈꺼풀 처짐, 복시(물체가 이중으로 보인다) 등 눈과 관련된 근육 수축 이상이 나타나며 중증인 경우 삼킴 곤란, 호흡근의 마비 등이 발생한다. 여성에게 많이 나타나는 질환이다.

진단과 치료

진단에는 아세틸콜린 수용체에 대한 자가 항체의 유무를 확인하는 텐실론 검사(tensilon test)가 중요하다.

텐실론 검사는 콜린에스테레이스의 억제제인 항콜린에스테레이스제(텐실론)를 정맥 주사하여 근무력 증상이 개선되는지 확인하는 검사다.

정상적인 상태에서는 받는 쪽 수용체에 결합한 아세틸콜린이 즉시 분해되어 다음 신호를 받아들이기 위해 수용체를 비운다. 이때 아세틸콜린을 분해하는 효소가 콜린에스테레이스다.

이 효소를 억제하여 아세틸콜린의 분해를 멈추게 하면 신경과 근육의

미/니/지/식

콜린에스테레이스와 사린

제2차 세계대전에서 나치와 일본의 옴진리교가 사용한 독가스 사린은 아세틸콜린을 분해하는 콜린에스테레이스에 결합하여 그 분해를 저해한다. 항콜린에스테레이스 억제제와 작용은 동일하나 이것은 가역적 결합이 많으며 작용이 일시적이다. 사린은 결합이 불가역적이고 작용이 지속되며 아세틸콜린이 분해되지 않고 근세포막의 수용체에 결합한 상태라 다음 신호를 받아들이지 못한다. 그래서 호흡근 등에 마비를 일으켜 생명을 앗아가기도 한다.

틈새로 아세틸콜린이 넘쳐나 항체가 결합하지 않은 수용체를 찾느라 일시적으로 신경 전달이 효율적으로 이루어진다. 그 결과 눈꺼풀 처짐, 복시, 근력 저하 등이 개선되었다면 자가 항체 양성이라 판정한다.

치료는, 증상 개선을 위한 대증 요법으로 항콜린에스테레이스 억제제가 쓰이기도 하고 근본적인 치료로서 항체 생산을 억제하는 면역 억제제가 사용되기도 한다.

근무력증의 발병 원리

근무력증은 신경에서 근육으로 가는 신호가 자가 항체에 의해 전달되지 못해 발병한다.

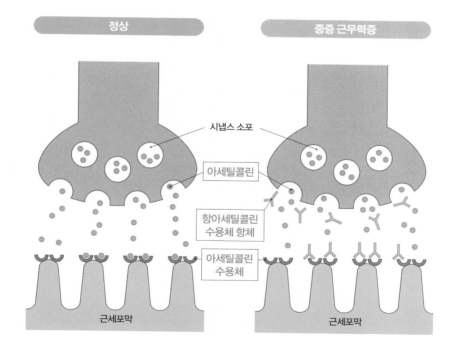

근세포막의 아세틸콜린 수용체가 자가 항체(항아세틸콜린 수용체 항체)에 의해 막히면 신경 말단에서 분비되는 신경 전달 물질인 아세틸콜린이 결합되지 못해 신호가 근육으로 전달되지 못한다. 그렇게 되면 근육은 움직이지 못한다.

굿파스처 증후군(콩팥 관련)

콩팥과 허파가 동시에 손상

콩팥과 관련된 자가 면역 질환에는 굿파스처 증후군이 있다.

굿파스처 증후군은 콩팥과 허파 벽면의 막조직에 대한 자가 항체가 생산되어 항원 항체 복합체가 형성되고, 그로 인해 조직이 손상되어 콩팥과 허파의 기능이 급속히 떨어지는 질환이다.

허파에서는, 허파 꽈리의 벽과 모세혈관을 손상시켜서 허파 꽈리 출혈을 일으키고 가래, 피가래, 호흡 곤란 등의 증상을 동반한다. 콩팥에서는 혈액의 여과 장치인 토리의 기저막을 손상시켜 염증을 유발하고, 급속 진행성 토리콩팥염을 일으킨다. 그 결과 콩팥 기능이 급속히 악화하며 부종, 소변 감소증 등을 동반한다.

원인은 불명확하나 바이러스 감염, 흡연, 직장 환경에서 흡입한 휘발 성분 등과 연관이 있는 것으로 파악된다.

진단과 치료

진단에는 혈액 검사와 요검사, 영상 검사가 필요하다. 혈액 검사에서는 특징적인 자가 항체인 항토리 기저막 항체(항GBM 항체)가 발견된다. 항체의 유무로 진단을 확정한다. 요검사에서는 단백뇨와 혈뇨가 보이는 경우가 있다. 흉부 엑스레이 검사에서는 허파에 침윤 흔적이 확인된다.

콩팥 조직의 병리 소견으로는 조직에 괴사성 병변과 그것에 반응하는 반월체 형성이 확인된다.

증상이 심각하여 치료하지 않으면 사망률이 상당히 높다. 그렇지만 조기에 치료가 시작되면 예후가 양호하다.

치료에는 자가 항체를 제거하기 위한 혈장 교환, 약물 요법으로서 부신 스테로이드제 등의 면역 억제제가 쓰이며 콩팥 기능 부족에 이르기까지 증상이 악화한 경우는 콩팥 이식이 이루어진다.

용/어/해/설

급속 진행성 토리콩팥염

콩팥의 토리에 염증이 생겨 혈뇨나 단백뇨가 비치고 수일에서 수주 사이에 콩팥 기능이 급격히 떨어져 콩팥 기능 부족에 이르는 병. 병리 검사에서는 콩팥의 토리에 반월체라는 섬유성 조직이 보이는데 이 반월체가 토리 모세혈관을 압박하여 여과 기능을 저하시킨다.

굿파스처 증후군에서는 콩팥과 허파의 막 조직에 대한 자가 항체에 의해 조직이 손상되어 콩팥과 허파에 이상을 초래하게 된다.

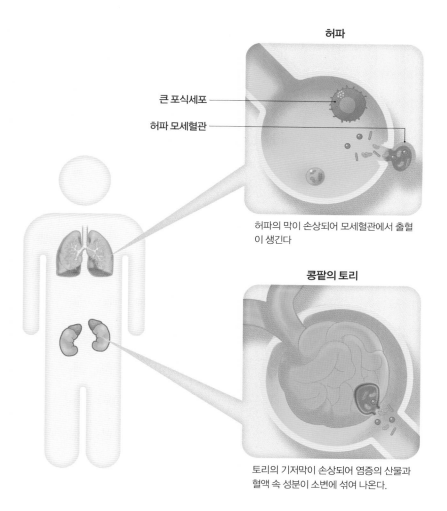

허파

큰 포식세포

허파 모세혈관

허파의 막이 손상되어 모세혈관에서 출혈이 생긴다

콩팥의 토리

토리의 기저막이 손상되어 염증의 산물과 혈액 속 성분이 소변에 섞여 나온다.

허파에서는 출혈이 보이고 콩팥에서는 토리의 여과 기능이 저하된다. 자가 항체에 의해 토리의 기저막이 손상되면 섬유성 반월체가 만들어져 손상된 부위를 막는다. 그런데 그렇게 되면 여과 기능이 원활하게 이루어지지 못해 콩팥 기능이 떨어진다.

궤양성 대장염

큰창자에 염증이 생긴다

자가 면역 질환에는 소화기 질환도 있다. 궤양성 대장염의 원인은 큰창자 점막에 대한 자가 항체가 생산되는 것으로, 큰창자 점막에 미란이나 궤양이 형성되는 질환이다. 자가 항체로서는 염증에 관여하는 면역세포인 호중구에 대한 항체 등이 검출된다.

유전적 소인과 식생활, 창자 내 세균총의 변화, 인터류킨7(IL-7)의 조절 이상 등이 질환의 발생에 영향을 주는 것으로 알려져 있다.

환자 수는 16만 명(2013년도)이 넘으며 젊은이들에게도 많이 나타난다. 단, 성별에 따른 차는 없다.

증상은 혈변, 점혈변, 설사, 복통으로 중증화되면 체중 감소와 빈혈, 발열 등이 확인된다. 치료에 의해 증상이 개선되었다가도 수년마다 재발과 호전이 반복되는 재발호전형, 증상이 개선되지 않고 이어지는 만성지속형 등이 있다. 일본에서는 특정 난치병 질환(공적 자금의 대상)으로도 지정되어 있다.

진단과 치료

궤양성 대장염으로 진단하려면 큰창자 내시경 검사에서 미만성과 연속성 염증임이 확인되어야 한다. 환부의 조직 검사를 통해 확정 진단을 내린다.

경증인 경우 외과적 치료인 약물 요법, 5-아미노살리실산제나 부신 스테로이드제 등의 항염증제 복용을 통해 정상적인 사회생활이 가능하며 예후는 건강한 일반인과 차이가 없다고 알려져 있다.

그러나 중증인 경우 대량 출혈, 천공, 암화의 증후를 보이며 치료제가 들지 않아 수술을 통해 큰창자를 적출하는 외과 치료가 필요하다.

면역에 대한 내과적 치료로는 혈액 속에서 비정상적으로 활성화한 백

미란糜爛
피부나 점막의 표면이 짓무르는 상태를 말한다. 표피가 벗겨져 하부 조직이 드러난 상태. 상피 부위만 손상된 것이 미란이고, 손상의 정도가 깊어 하부 조직까지 상처가 난 것은 궤양이다.

미만彌漫성
병변부가 명확히 한정되지 않고 광범위하게 퍼져있는 상태를 말한다. 국한성과 대비되는 말.

혈구를 제거하는 치료법인 혈구 성분 제거 요법, 면역 억제제를 통한 염증의 억제(아자티오프린, 사이클로스포린), 분자 표적제를 통한 사이토카인의 중화(항TNF-α 수용체 길항제) 등이 있다.

　궤양성 대장염은 호전과 재발이 반복되는 경우가 많아서 호전기라도 정기적으로 검사가 필요하다.

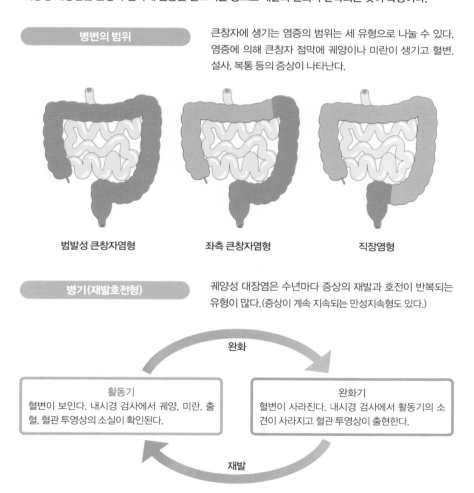

궤양성 대장염의 증상과 병기

궤양성 대장염은 큰창자 점막에 염증을 일으키는 병으로 재발과 완화가 반복되는 것이 특징이다.

병변의 범위

큰창자에 생기는 염증의 범위는 세 유형으로 나눌 수 있다. 염증에 의해 큰창자 점막에 궤양이나 미란이 생기고 혈변, 설사, 복통 등의 증상이 나타난다.

범발성 큰창자염형 　　　 좌측 큰창자염형 　　　 직장염형

병기(재발호전형)

궤양성 대장염은 수년마다 증상의 재발과 호전이 반복되는 유형이 많다.(증상이 계속 지속되는 만성지속형도 있다.)

완화

활동기
혈변이 보인다. 내시경 검사에서 궤양, 미란, 출혈, 혈관 투영상의 소실이 확인된다.

완화기
혈변이 사라진다. 내시경 검사에서 활동기의 소견이 사라지고 혈관 투영상이 출현한다.

재발

교원병은 왜 여성에게 많을까?

교원병(collagen disease)은 미국의 병리학자 폴 크렌펠러가 전신 홍반 루푸스 등의 연구를 통해 병의 핵심이 결합조직(콜라겐 조직)과 혈관에 있다고 생각하여 지은 이름이다.

교원병은 몇 가지 병의 총칭이다. 그중 류머티즘성 관절염이 가장 많이 나타나며 그 밖에 전신 홍반 루푸스, 피부 경화증, 피부 근육염·다발 근육염, 셰그렌 증후군 등이 있다. 특히 20대에서 50대 여성에게 많이 나타나는 것이 특징이다.

교원병의 남녀 발생 비율을 보면 류머티즘성 관절염이 1:4, 전신 홍반 루푸스가 1:9로 압도적으로 여성이 많다.

왜 여성에게 많이 발생할까?

교원병은 환자의 혈액 속에 자기 몸의 조직과 반응하는 림프구나 자가 항체가 존재하므로 자가 면역 질환에 속한다. 여성에게 많은 이유는 자가 면역 질환과 여성 호르몬(에스트로겐)과의 관계에 있는 것으로 보인다. 에스트로겐은 면역 반응에 영향을 주는데 그중에서도 자가 항체의 생산을 촉진한다고 추측된다. 그래서 여성 호르몬의 분비가 왕성한 세대(월경이 있는)가 발병하기 쉽다고 여겨지며 이것은 환자의 실태와 일치한다.

또 임신·출산과도 관계가 있다고 한다. 임신 중에는 태아를 지키기 위해 면역 반응이 억제되는데, 출산 후에는 그 반동으로 일시적으로 면역 반응이 항진되어 자가 면역 질환으로 이어지는 것이 아닐까 하는 추측이 가능하다.

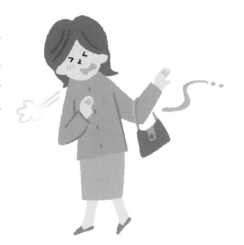

제6장

이식 면역·암과 면역

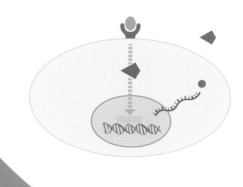

이식과 면역

장기 이식이란 기능 부전을 일으킨 장기 또는 기능이 떨어질 것이 예측되는 장기를 적출하고 타인에게 장기를 제공받아 이식하여 그 장기의 기능을 보완하는 의료다. 장기를 제공받는 환자를 수혜자(recipient), 제공자를 기증자(donor)라고 한다.

이식할 수 있는 장기

인간의 생존은 심장, 허파, 간, 콩팥 등 다양한 장기로 유지되고 있으며 사고나 질병에 의해 기능을 잃을 경우 생존이 어려워진다. 장기 이식에는 살아 있는 기증자의 장기 일부를 수혜자에게 이식하는 생체 이식과, 뇌사나 심정지한 기증자의 장기를 수혜자에게 이식하는 뇌사 이식, 심정지 이식이 있다.

생체 이식에서는 기증자의 생존 유지를 전제로 한다. 그래서 콩팥처럼 두 개 있어서 한쪽만 가지고도 생명의 유지가 가능한 장기, 간이나 허파처럼 여러 엽(부분)으로 나뉘어 있는 장기가 대상이 된다. 백혈병 등의 치료에서 행해지는 골수 이식도 포함된다.

장기 이식의 실상

일본의 장기 이식 네트워크에 등록되어 있는 기증자는 2014년 기준 약 1만 3천 명 가까이 되는데, 이식이 필요함에도 이식받지 못하고 사망하는 환자가 많다. 간의 경우 연간 약 2천 명, 심장의 경우 연간 수백 명이 이식을 받지 못하고 죽는다. 2010년에 장기 이식법이 개정되면서 본인의 장기 제공 의사가 불명확한 경우에도 가족이 승낙하면 뇌사일 때 장기 제공이 가능하고, 또는 15세 미만도 장기 제공이 가능해졌다.

의료 기술과 면역 억제제 등의 진보로 이전보다 장기 이식이 증가하고 이식 성과도 향상되었지만, 면역 체계 입장에서 볼 때는 이물을 체내에 받아들이는 것이기에 이식 장기는 제거의 대상이다. 그래서 이식할 때 거부 반응을 확인하는데 이를 이식 면역이라고 한다. [우리나라에서는 장기 기증과 관련해서 국립장기조직혈액관리원에서 관리한다. 2019년 장기 기증자 수는 4,354명이었으며 대기자는 41,755명이다.]

장기 이식이 가능한 장기

일본에서 이식을 받을 수 있는 장기는 뇌사 장기 이식이 6종류, 심정지 후 이식이 2종류, 생체 장기 이식이 5종류다.

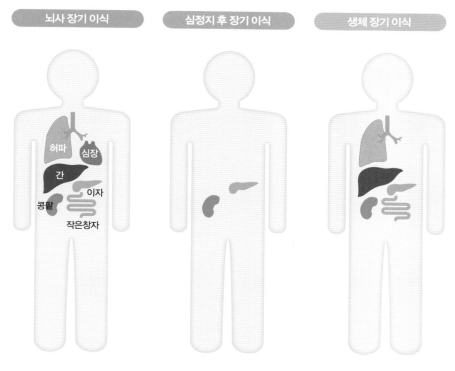

뇌사 장기 이식

허파 심장
간
이자
콩팥
작은창자

심정지 후 장기 이식

생체 장기 이식

뇌사 장기 이식의 경우 이식할 수 있는 것은 심장, 허파, 간, 이자, 콩팥, 작은창자 등 6종류. 이 밖에 각막도 이식이 가능하다.

심정지 후 이식의 경우 이식할 수 있는 장기는 이자, 콩팥 등 두 종류다. 각막도 이식 가능하다.

생체 장기 이식의 경우 허파, 간, 이자, 콩팥, 작은창자 등 5종류.

이식 면역의 작동 원리

T세포가 거부 반응의 주역

면역 체계 입장에서 보면 타인의 장기는 비자기에 해당하기에 제거해야
할 대상이다. 그래서 체내에 받아들일 때, 즉 이식할 때 거부 반응이 일
어난다. 그 중심에 T세포에 의한 세포성 면역이 있다.

T세포가 어떻게 거부 반응을 일으키는지 그 원리를 알아보자.

감염 등과 같이 외래 이물이 생체 내로 침입했을 때는 자기로서의
MHC 분자를 고려할 필요성이 없다. 당연하게도 외래 이물에는 MHC
분자가 없기 때문이다.

장기 이식의 경우는 어떨까? 이식 시의 거부 반응도 결국은 비자기인
세포를 제거하기 위한 면역 반응으로, 세포 독성 T세포(킬러 T세포)가
주역이다. 이때 표적이 되는 항원은 동종인 사람의 이식 세포의 항원이
자 주조직 적합 항원(MHC, 사람은 HLA)으로, MHC 클래스Ⅰ 분자가 대
상이 된다.

그렇다면 인위적으로 일어나는 동종 간 이식에서 비자기인 사람
MHC 분자는 어떤 원리로 인식되는 것일까?

비자기 MHC 분자의 인식 방법

보통은 외래 항원 펩타이드를 결합한 자기 MHC 분자를 특이적으로 인
식해야 할 T세포 항원 수용체(TCR)가 비자기 MHC 분자를 인식하는 메
커니즘으로서 두 가지 가능성이 시사된다.

① **간접 동종 인식**: 이식된 장기나 조직 표면의 MHC(HLA) 분자가 자기
의 항원 제시 세포에 함입되어 처리된다. MHC 분자 조각인 동종 항원
성이 높은 항원 펩타이드가 자기의 항원 제시 세포상의 자기 MHC 분
자에 끼워져 제시되고, TCR로 인식된다. 즉 이종 항원이 생체에 들어왔

미/니/지/식

자기와 비자기의 역전

장기 이식에서 거부 반응은 보
조 T세포의 항원 인식 기능이
열쇠가 된다. 이식된 세포를
비자기로 간주하기 때문이다.
한편 기증자에게 이식받은 장
기에 림프구가 붙어 있고 그것
이 보조 T세포일 경우 이식을
받는 환자 쪽을 비자기로 보고
공격을 지시한다. 이것은 골수
이식에서 나타나는 현상으로
이식편 대 숙주 병(GVHD)이
라고 한다. 이러한 역전 현상
은 골수 이외의 장기 이식에서
도 드물게 나타난다.(0.3% 정
도) ▶204쪽

이러한 반응에는 림프구의 활성화와 증식을 저지하는 면역 억제제가 쓰인다. 대표적인 약제가 사이클로스포린과 타크로리무스다. 사이클로스포린은 주로 보조 T세포에 작용하여 세포 내 신호 전달을 차단하여 T세포의 증식을 촉진하는 인터류킨2(IL-2)의 생산을 막는다. 사이클로스포린이 세포 내에 들어가면 IL-2를 만드는 유전자의 전사를 저해하여 IL-2를 만들지 못하게 한다. IL-2의 방출을 억제하면 이식 장기를 공격하는 세포 독성 T세포 등의 작용을 억제할 수 있다. 타크로리무스도 거의 동일한 작용을 한다.

면역 억제제의 사용은 단기적으로는 양호한 결과를 얻을 수 있는데 부작용으로 콩팥 독성, 간독성, 고혈압 등이 나타난다. 또 사용 중에는 면역 능력이 떨어진 상태가 지속되기에 감염병에 걸리기 쉬우며 악성 종양의 발생도 억제하기 어렵다. 이식 후 3개월이 지나면 거부 반응이 줄어들고 안정기에 들어간다. 이때 면역 억제제를 감량할 수는 있으나 약은 평생 복용해야 한다.

용 / 어 / 해 / 설

인터류킨2

보조 T세포가 생산·분비하는 주요 사이토카인 중 하나. 세포 독성 T세포를 활성화시키는 작용을 하며 면역 억제를 통해 이식 장기를 지키려면 이 IL-2의 생산을 멈추게 해야 한다.

면역 억제제의 작용

면역 억제제 사이클로스포린은 보조 T세포의 신호 전달을 차단한다.

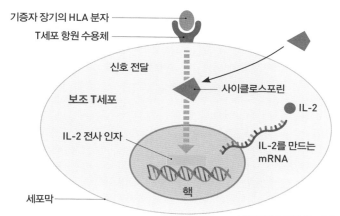

기증자 장기의 HLA 분자
T세포 항원 수용체
신호 전달
보조 T세포
사이클로스포린
IL-2
IL-2 전사 인자
IL-2를 만드는 mRNA
세포막
핵

사이클로스포린은 기증자 장기의 HLA를 인식하는 T세포의 세포 내 신호 전달을 차단하여 T세포를 증식시키는 사이토카인 IL-2의 생산을 막는다.

콩팥 이식

기능 재생의 근본적 치료법

콩팥의 기능이 떨어져 콩팥 기능 부족에 이른 환자는 혈액 투석이나 복막 투석을 통해 혈액 속 노폐물을 콩팥 대신 기계를 이용해 여과해야 한다. 음수와 식사에 제한이 있을 뿐 아니라 일주일에 몇 차례 통원 치료를 해야 해서 생활에 제약이 많고 생활의 질이 떨어진다. 콩팥 기능 부족에 이를 만큼 상태가 악화한 콩팥은 다시 회복될 수 없다.

콩팥 이식은 수혜자의 잃어버린 콩팥 기능을 기증자가 제공하는 건강한 콩팥으로 교체하여 재생시키는 치료법이다. 유일한 근본적 치료법이라 할 수 있다.

콩팥 이식에는 건강한 근친자의 콩팥 두 개 중 하나를 제공받아 이식하는 방법(생체 콩팥 이식)과, 뇌사 또는 심장이 정지된 뒤 콩팥 두 개를 각각 두 명의 환자한테 제공해주어 이식하는 방법(사후 기증 콩팥 이식)이 있다. 이식되는 콩팥은 하나이지만 일상생활에는 거의 지장이 없다.

콩팥 이식의 실제

일본에서 콩팥 이식은 연간 천 몇 백 건 이상 실시되며 지금까지 2만 명 이상이 이식을 받았다. 이식 후 장기간에 걸쳐 면역 억제제를 복용하는 것이 필수인데 최근에는 생체 콩팥 이식의 5년 생존률이 90% 이상이다.

수술이 가능한 조건은 본인이 강하게 희망하고, 가족이 동의하고, 수술과 전신 마취를 견딜 수 있고, 감염증과 악성 종양 등이 없고, 기증자와 수혜자의 ABO식 혈액형과 사람 조직 적합 항원 HLA형이 어느 정도 일치해야 한다.

콩팥 이식의 수술은 기증자의 콩팥을 원래 있던 콩팥 자리가 아니라 좌우 어느 한쪽의 하복부에 이식하며 수혜자의 콩팥은 떼어내지 않는다. 이는 수술의 신속화와 예후 관리의 간편화라는 측면에서 합리적이다. 전신 마취를 하여 하복부를 20cm 정도 절개하고 기증자의 콩팥 정맥과 동맥을 수혜자의 혈관과 연결하여 혈액을 통하게 한다. 다음으로 기증자의 콩팥의 요관과 수혜자의 방광을 연결하면 수술이 완료된다.

콩팥 이식 수술법

콩팥 이식에서는 수혜자의 콩팥은 적출하지 않고 남겨둔 채 기증자의 콩팥을 원래 콩팥 위치보다 아래인 하복부에 이식한다.

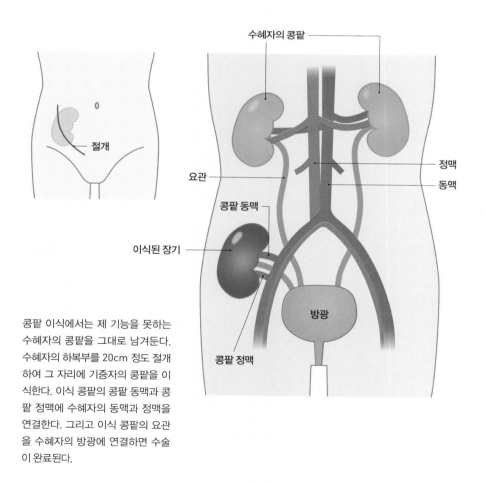

수혜자의 콩팥

절개

요관

정맥

동맥

콩팥 동맥

이식된 장기

방광

콩팥 정맥

콩팥 이식에서는 제 기능을 못하는 수혜자의 콩팥을 그대로 남겨둔다. 수혜자의 하복부를 20cm 정도 절개하여 그 자리에 기증자의 콩팥을 이식한다. 이식 콩팥의 콩팥 동맥과 콩팥 정맥에 수혜자의 동맥과 정맥을 연결한다. 그리고 이식 콩팥의 요관을 수혜자의 방광에 연결하면 수술이 완료된다.

심장 이식

심장 이식에는 뇌사 기증자가 필요

특발성 심근증은 심장의 심근 세포 자체가 변화를 일으켜 심장 기능이 악화하는 원인 불명의 난치병이다. 이러한 난치병과 중증 선천 심장병은 타인의 심장을 이식하는 것 외에 존명할 방법이 없다.

심장은 하나밖에 없는 장기이기에 심장 이식에서는 사망 선고를 받았으나 심장은 뛰고 있는 기증자(뇌사자)의 존재가 반드시 필요하다.

그러나 기증자가 많지 않으며 이식을 기다리는 심장 질환자의 1년 생존율은 68%, 7년 후에는 거의 0%인 것이 현실이다. 일본의 경우 이전까지 법으로 소아의 이식 수술을 인정하지 않았기에 높은 수술비를 지불하고 해외에서 심장 이식을 받아야 했다. 현재는 2010년의 장기 이식법 개정에 따라 15세 미만부터의 뇌사 상태에서 장기 제공이 가능해졌다.

일본 순환기학회 심장이식위원회의 최근 5년 통계에 따르면 심장 이식을 받은 뒤 생존율은 1년째가 80%, 5년째가 70% 이상이라 이식을 통해 연명한다는 것은 확실하다. 세계적으로는 연간 약 4천 건의 심장 이식이 시행되고 있다.

심장 이식 수술

심장 이식 수술은 기능이 떨어진 수혜자의 심장을 적출하고 사망한 기증자의 심장으로 교체하는 동소성 심장 이식술이 주류다.

전신 마취 후 앞가슴 부분의 피부를 울대뼈 조금 아래에서 명치까지 절개하고, 다시 복장뼈를 세로로 절개하여 심장이 보이게 한다. 다음으로 인공 심폐 장치를 사용해 전신의 혈액 순환을 유지하면서 수혜자의 심장을 좌우 심방만 남기고 떼어낸다. 그리고 남은 심방에 기증자의 심장을 연결해 붙인다.

기증자의 심장은 적출 후 수송을 거쳐 이식되기까지 허혈 상태로 있

미/니/지/식

심장 이식의 적응 질환
(심장 이식 수술의 대상 질환)
심장 이식 수술의 대상 질환은 종래 치료법으로는 구명 또는 연명을 기대할 수 없었던 중증 심질환이다. 어떤 치료에도 반응하지 않는 말기의 심근병증, 말기 상태로 어떤 치료에도 반응하지 않는 좌심실 부전이 있는 관상동맥질환, 심장판막질환, 심장이식 수술 후 조직 거부 반응이 일어난 경우 등이 해당한다.

기에 정상으로 작동하기까지는 몇 시간이 걸리기도 한다. 그래서 면역
억제제뿐 아니라 강심제도 투여하여 거부 반응을 억제하면서 심장의 기
능을 안정시키는 것이 중요하다.

심장 이식 수술법

심장 이식은 사망한 기증자의 심장을 적출하고, 인공 심폐를 사용해 수혜자의 혈액 순환을 유지하면서
두 심장을 교체하는 수술이다.

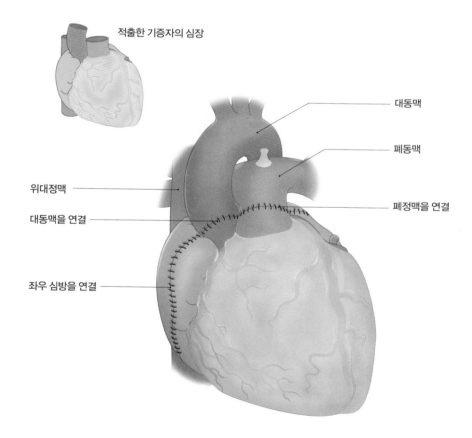

적출한 기증자의 심장

대동맥

폐동맥

위대정맥

폐정맥을 연결

대동맥을 연결

좌우 심방을 연결

기능이 떨어진 수혜자의 심장을 기증자의 심장으로 교체하는 수술. 수혜자의 복장뼈를 세로로 절개한 뒤
좌우 심방을 남기고 심장을 떼어낸다. 그리고 수혜자에게 인공 심폐 장치를 연결하여 온몸의 혈액 순환을
유지시키면서 좌우 심방에 기증자의 심장을 옮겨 붙인 다음 대동맥과 허파 동맥을 연결한다.

골수 이식

면역 체계를 일신

백혈병, 재생 불량성 빈혈, 골수 형성 이상 증후군, 선천성 면역 결핍 증후군 등 조혈모세포의 이상에 의해 정상적인 면역 기능의 유지가 어려운 환자는 일단 몸 전체의 비정상적 면역세포를 사멸시키고 정상적인 조혈모세포를 이식하여 혈액(혈액세포)과 면역 체계를 새롭게 바꿔야 한다.

골수는 뼈 내부의 다공질 조직으로 그 안을 채우고 있는 골수액에는 분화·성숙하여 혈액세포가 되는 조혈모세포가 들어 있어서 이제까지 조혈모세포 이식은 골수 이식이 주류였다.

골수 이식의 흐름을 보면 먼저 이식을 받을 수혜자에게 사전 처치로서 이상 세포를 근절하기 위해 치사량이 넘는 대량의 항암제 투여와 방사선 조사(照射)를 실시한다. 다음으로 기증자의 골수액을 정맥으로 주입한다. 그러면 2주 정도 지나 기증자의 조혈모세포가 생착하여 정상적인 혈액을 만들어낼 수 있게 된다.

또 ABO식 혈액형이 다른 기증자로부터 골수 이식을 받은 수혜자는 생산되는 ABO식 혈액형이 달라서 혈액형이 바뀌는 경우가 있다. 면역 기능이 순조롭게 회복되면 3개월 정도 지나 퇴원할 수 있다.

HLA형의 완전 일치가 조건

골수 이식은 다른 장기 이식과 다른 점이 있다. 먼저 기증자와 수혜자 간에 HLA형이 완전 일치해야 한다. 그렇지 않으면 이식편 대 숙주 병(GVHD)이 발생해 이식 자체가 불가능해진다. HLA형이 적합하여 이식이 가능해질 확률은 같은 부모의 형제자매일 때 25%, 비혈연자일 때 수천에서 수만 분의 1이라고 알려져 있다. 혈연자 중에 찾지 못했다면 골수 은행에서 적합한 기증자를 찾아야 한다. 현재 일본의 골수 은행 등록

자 수는 약 45만 명이다.(2015년)

또 사전 처치 시 환자의 조혈 기능을 완전히 파괴하기 때문에 무균실에서의 생활, 심한 구토감과 전신의 탈모, 치료 후의 불임 등 부작용이 발생한다. 게다가 이식을 받지 못하면 환자가 사망에 이르게 되는 문제가 있어 골수 이식은 간단하지가 않다.

기대되는 자가 말초혈 줄기세포 이식

최근에는 골수 이외에도 제대혈에서 조혈모세포를 채취하는 방법과 자기 말초혈 줄기세포 이식 등이 개발되었다. 특히 말초혈 줄기세포 이식에서는 환자에게 미리 콜로니 자극 인자(G-CSF)를 투여하여 말초혈에서 정상적인 조혈모세포를 채취하는 것이 가능해져서 기증자를 찾을 필요가 없다. 치료까지의 기간이 단축되어 향후 보급이 기대된다.

용/어/해/설

선천성 면역 결핍 증후군
유전자 이상으로 선천적으로 림프구(T세포, B세포)에 이상이 있어 면역 기능이 떨어지는 질환. 감염증에 취약하며 조혈모세포 이식이나 유전자 치료 등의 치료에 실패하면 중증 감염증에 의해 대부분의 환자가 2세 이전에 사망한다.

조혈모세포의 이식

골수 이식에서는 먼저 환자(수혜자)의 비정상적인 면역세포를 사멸시키기 위한 사전 처치를 한 뒤 기증자의 조혈모세포를 골수에 이식한다.

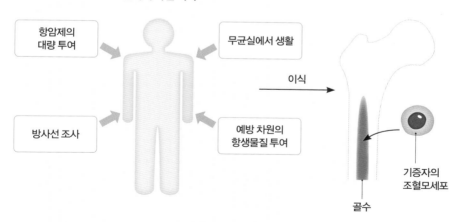

환자의 사전 처치

항암제의 대량 투여

무균실에서 생활

방사선 조사

예방 차원의 항생물질 투여

이식

기증자의 조혈모세포

골수

환자의 비정상적인 면역세포를 전멸시키고 감염을 방지하기 위해 이식 때까지 무균실에서 생활한다.

암과 면역의 관계

악성 종양(암)이란 감염증과 외적 스트레스 등으로 발생한 유전자 변이에 의해 비정상적으로 자율 증식한 세포 집단 가운데, 주위 조직에 침투하여 전이를 일으키는 것을 말한다.

종양의 종류에는 양성과 악성, 상피성과 비상피성이 있는데 암이라고 하면 악성 종양 전반을 가리킨다.

암을 영어로는 'cancer'라고 하는데, 이는 별자리의 '게자리'와 같은 의미가 있으며 유방암의 종양이 게 다리 모양을 하고 있는 것에서 유래한 명칭이다.

암의 치사성

생체에 악성 종양이 발생한 경우 치료를 하지 않으면 환자는 죽는다. 종양세포의 비정상적인 증식 때문에 생체는 영양을 빼앗긴다. 또 정상 조직을 압박하고 이상 세포로 전환시켜 기능 장애를 일으킨다. 결국 암은 전신에 전이되고 환자는 다발성 장기 기능 상실을 일으켜 죽음에 이른다.

일본에서는 사망 원인 1위가 악성 종양이며 약 30%를 차지한다. 발생 비율은 허파암, 위암, 간암이 많다.

암은 왜 발생할까?

인간을 구성하는 수십조의 세포는 분열과 증식에 더해 암 억제 유전자(예컨대 유전자 p53)의 작용에 의해 불필요해진 세포나 변이에 의해 이상을 초래한 세포가 아폽토시스(세포의 자멸)를 일으키도록 설계되어 있다. 그래서 악성 종양이 되는 세포가 발생되어도 다양한 면역 감시 기구 속에서 암으로 진행되는 것은 매우 적어야 한다.

그렇다면 암은 왜 발생하는 것일까?

중/요/어/구

암 억제 유전자
세포가 암으로 진행되는 것을 막는 기능을 가진 단백질을 암호화하고 있는 유전자. 암 유전자에 대응하는 용어로 세포의 증식을 억제하거나 DNA의 손상을 수복시키는 기능을 한다. 암 억제 유전자는 이미 십수 개 발견되었는데 주요 유전자로는 p53 외에 유전자 Rb, 유전자 BRCA1 등이 있다.

용/어/해/설

다발성 장기 기능 상실
간과 콩팥, 허파 등 여러 중요한 장기가 제 기능을 하지 못해 생명 유지가 어려워지는 상태를 말한다. 암 이외에 중증 외상, 광범위한 화상, 중증 감염증 등에서 나타난다. 약칭은 MOF(Multiple Organ Failure).

유전자 변이는 세포 분열 시의 DNA 복제 에러(복사의 실수) 또는 자외선과 방사선 등의 외적 스트레스에 의한 DNA 손상이 원인이다. 이러한 유전자 변이가 오랜 시간에 걸쳐 줄기세포에 축적되기 때문에 생물은 진화 또는 암화하는 요소를 항상 함께 가지게 된다. 진화를 위해서라고 생각하면 유전자 변이가 꼭 마이너스 요인이라고는 할 수 없다. 그래서 일정 확률로 중요한 유전자에 변이가 일어나게 되고 암화를 회피하는 것이 곤란하다고 여겨진다.

암의 발생과 암 억제 유전자

생체는 암의 발생을 억제하기 위해 유전자 p53과 같은 암 억제 유전자를 사용해 세포의 기능을 정상으로 되돌린다.

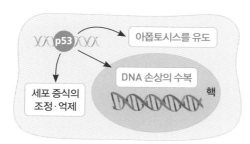

정상 세포

정상 세포에서는 유전자 p53이 DNA 손상(변이)의 축적을 막아 이상 세포가 생성되는 것을 막고, 암화가 진행된 이상 세포에는 아폽토시스를 유도한다.

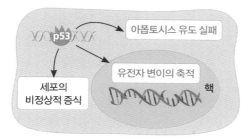

암세포

암세포에서는 유전자 p53에 이상이 생겨 유전자 p53에 관계된 기능이 발휘되지 못하고 유전자 DNA의 변이의 축적, 세포의 비정상적 증식 등이 일어난다.

암의 복합적인 발생 원인

실제로 암의 발생 요인은 그 밖에도 여러 가지가 있다. 화학 물질에 노출, 흡연이나 비만, 잘못된 생활습관, 폭음 폭식 등 불규칙한 식생활이 면역 능력의 유지에 부담을 주어 발암률을 높인다는 사실이 통계와 역학 조사를 통해 밝혀졌다.

면역 체계가 암을 놓친다기보다 면역 체계가 약화되어 암의 발생을 용인하는 것이다.

악성 종양의 발생은 현재 환경 인자 등을 포함해 복합적인 요인에 의한 것이라고 본다.

또 일부 암은 바이러스나 세균을 통한 감염증이 원인이 되어 발생한다. 유두종 바이러스에 의한 자궁경부암, B형 간염 바이러스나 C형 간염 바이러스에 의한 간세포암, 헬리코박터균에 의한 위암 등이 그 예다.

면역 체계와 암

면역 능력의 저하가 암의 발생을 촉진하는 것만은 분명해 보인다. 그렇다면 면역 체계는 어떻게 암세포의 발생을 감시하고 제거하는 것일까?

면역은 두 가지 방법으로 암을 공격한다. 하나는 자연 면역에 의한 비특이적 암세포 공격으로 NK세포가 주 담당자다. 또 하나는 적응(획득) 면역의 세포성 면역에 의한 특이적 암세포 공격으로 주로 세포 독성 T세포가 담당한다.

암세포에는 정상 세포에 없는 암 특유의 여러 가지 특이적 항원이 있다. 세포 독성 T세포는 암세포의 표면에 MHC 분자와 함께 제시된 이 암 항원을 인식하여 암세포를 파괴한다.

NK세포는 암 항원을 별도로 인식하는 것은 아니지만 암세포 표면의 MHC 분자의 이상(감소나 소실)을 살펴서 알게 되면 이상 세포라고 판단하여 이를 파괴한다.

이러한 공격을 피하기 위해 암세포는 암 항원을 세포 표면에서 소실시키거나 MHC 분자를 없앤다. 또 면역 억제 물질을 생산하기도 한다. 이것을 암의 '면역 회피'라 부른다. 면역을 피하는 암세포도 조금은 있다는 뜻이다. 그래도 면역력의 강화가 암의 예방과 치료에 반드시 필요하다는 것만은 분명하다.

면역세포는 암세포를 발견하자마자 공격하여 파괴하는데, 암세포는 공격을 피하기 위해 자신의 표지(항원)를 지운다.

면역세포에 의한 암세포 공격

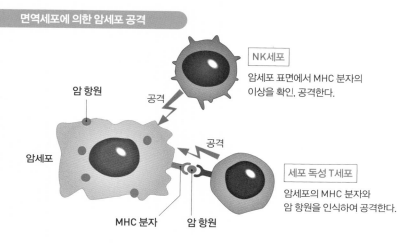

NK세포
암세포 표면에서 MHC 분자의 이상을 확인, 공격한다.

암 항원

공격

공격

암세포

세포 독성 T세포
암세포의 MHC 분자와 암 항원을 인식하여 공격한다.

MHC 분자   암 항원

암세포의 면역 회피

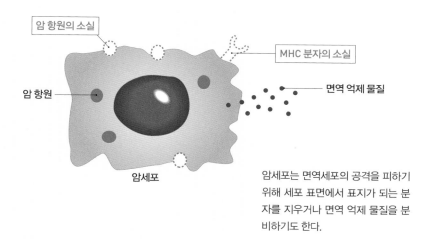

암 항원의 소실

MHC 분자의 소실

암 항원

면역 억제 물질

암세포

암세포는 면역세포의 공격을 피하기 위해 세포 표면에서 표지가 되는 분자를 지우거나 면역 억제 물질을 분비하기도 한다.

암 치료1(분자 표적제)

전신의 암을 표적으로

악성 종양의 치료법은 기본적으로 조기 발견, 조기 치료가 가장 바람직하다.

정기 검진을 통해 조기에 암을 발견하여 전이가 이루어지기 전 단계의 부분적인 암이라면 외과적 절제를 통해 물리적으로 제거할 수 있다.(수술적 치료)

그리고 미소하게 남아 있는 암에 대해서는 세포 분열이 빈번한 세포를 표적으로 삼아 손상시키는 방사선 요법, 세포 분열을 화학적으로 멈추게 하는 화학 요법(항암제)으로 조절하는 것이 일반적이다.

그러나 암이 몸 전체에 전이된 환자의 경우 이러한 치료를 실시해도 연명이 어렵다. 최근에는 보조 요법으로서 분자 표적제를 통한 치료도 보급되기 시작했다.

분자 표적제는 인공 항체

분자 표적제는 화학 요법의 일종인데 항암제와 같이 모든 세포에 대해 작용하는 것이 아니라 특정 분자의 기능을 억제하는 치료법이다. 암에 특이적으로 자주 발현되는 분자를 표적으로 하도록 약이 설계되어 있다. 그 대부분은 면역 글로불린(항체) 제제로 항원 항체 반응을 이용하여 특정 분자의 기능을 억제하는 인공적인 단일 클론 항체(monoclonal antibody. mAb)다.

암세포와 항체가 특이적으로 결합하여 생체 내에서 항체 의존성 세포 독성 작용이나 도움체 의존성 세포 독성 작용을 통한 치료 효과를 기대하는 것이다.

항HER2(사람 상피 성장 인자 수용체-2) 항체로 유방암의 치료에 사용되는 트라스투주맙(상품명: 허셉틴)과 항EGFR(상피 성장 인자 수용체) 항

중/요/어/구

단일 클론 항체
monoclonal antibody

한 종류의 항체 생산 세포를 증식시킨 클론에서 만들어내는 단일 항체를 말한다. 많은 클론 세포에서 대량으로 단일 항체를 만들 수 있기에 면역 글로불린(항체) 제제의 제조 등에 이용되고 있다. 항체는 세포 표면의 특정 분자에 결합할 수 있으므로 항HER2 항체와 같은 암세포 표면의 특이적 암 항원에 결합하는 항체를 만들 수 있다.

체로 큰창자암, 두경부암에 사용되는 세툭시맙(얼비툭스) 등 그 밖에도 다수 있다. 끝에 붙은 맙은 '단일 클론 항체(mAb)'를 뜻한다.

문제점도 있다. 약제가 비싸서 치료비가 연간 수백만 원 든다는 점, 표적 분자가 정상 조직을 손상시키는 부작용(피부 질환 등)이 발생할 수 있다는 점이다.

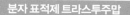

분자 표적제의 원리

분자 표적제는 대부분 암세포 표면의 특정 분자(암항원)에 결합할 수 있는 단일 클론 항체다.

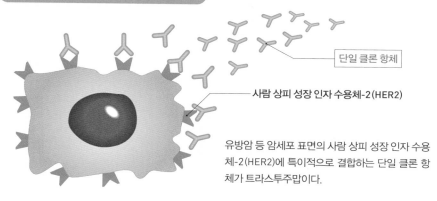

분자 표적제 트라스투주맙

단일 클론 항체

사람 상피 성장 인자 수용체-2(HER2)

유방암 등 암세포 표면의 사람 상피 성장 인자 수용체-2(HER2)에 특이적으로 결합하는 단일 클론 항체가 트라스투주맙이다.

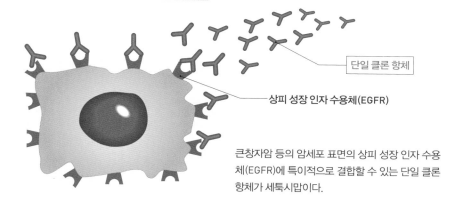

분자 표적제 세툭시맙

단일 클론 항체

상피 성장 인자 수용체(EGFR)

큰창자암 등의 암세포 표면의 상피 성장 인자 수용체(EGFR)에 특이적으로 결합할 수 있는 단일 클론 항체가 세툭시맙이다.

암 치료2(면역세포 요법)

면역세포 요법은 환자의 혈액에 들어 있는 면역세포(T세포, NK세포, 가지세포 등)가 가지고 있는 암세포 공격 능력에 의지한다. 채혈을 통해 혈액 속 면역세포를 인공적으로 배양하여 수를 증가시키고 그것을 다시 환자의 몸속에 넣어 면역 능력을 높이는 치료법이다.

이 치료법은 어디까지나 외과 요법, 방사선 요법, 화학 요법 이후에 실시하는 보조 요법이다.

가지세포 요법과 T세포 요법

가지세포 요법과 T세포 요법에서는 암세포가 특이적으로 발현하는 분자에 대해 자기의 세포 독성 T세포가 공격하는 면역 능력을 인위적으로 높인다.

항원 제시 세포인 가지세포 또는 세포 독성 T세포가 되는 T세포를 자기의 암세포(용해물)와 함께 배양하여 그 암에 특이적인 면역세포 집단을 만들어내고, 증식과 활성화를 촉진하는 인터류킨2(IL-2)를 통해 세포 수를 늘려서 환자에게 투여하는 것이다.

가지세포 요법은 암 항원을 많이 제시하여 체내의 세포 독성 T세포의 증가를 기대하는 요법이다. 가지세포 백신 요법이라고도 한다(→220쪽).

NK세포 요법

NK세포 요법에서는 특이적 분자를 발현하지 않는 미분화 암세포에 대해, 비특이적인 자연 면역을 담당하는 NK세포(세포 독성 기능을 가진다)를 증식, 활성화시켜 종양세포를 포함한 이물 전반을 공격하는 것이 목표다. 환자의 혈액에서 림프구를 분리한 뒤 IL-2 등의 자극으로 세포 수를 증가시켜 환자에게 투여한다.

용 / 어 / 해 / 설

용해물lysate
환자에게서 적출한 암세포에서 추출한 암 항원 단백질을 용해시킨 추출액(추출물)을 말한다.

미 / 니 / 지 / 식

치료 대상이 되는 암
면역세포 요법에서는 일부 혈액계 암을 제외하면 거의 모든 암이 치료 대상이 된다. 백혈병, T세포형 악성 림프종, 성인 T세포 백혈병 보균자인 사람은 NK세포 요법이나 T세포 요법을 받을 수 없으며 가지세포 요법만 가능하다. 또 에이즈(HIV 양성)인 사람은 가지세포 요법도 쓰지 못한다.

문제는 제시된 펩타이드와 특이적으로 반응할 수 있는 T세포의 활성화 수준이 환자마다 다르기에 치료 효과에 개인차가 발생한다는 점이다. 그리고 면역세포 요법과 마찬가지로 건강 보험이 적용되지 않아 치료비가 수천만 원~수억 원에 이르기에 아직 누구에게나 쉽게 권할 수 있는 치료는 아니다.

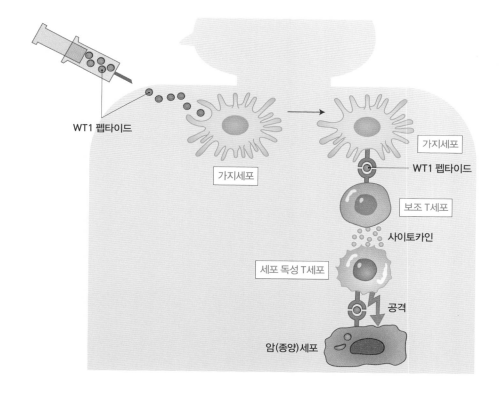

암 백신 요법의 원리

암에 발현되는 단백질 조각(암 펩타이드)을 백신으로 사용한다.

WT1 펩타이드

가지세포

가지세포

WT1 펩타이드

보조 T세포

사이토카인

세포 독성 T세포

공격

암(종양)세포

소아의 콩팥암, 바이러스 종양에 대한 백신 요법
환자의 종양세포에서 추출한 WT1 펩타이드를 백신으로 쓴다. 투여한 WT1 펩타이드를 탐식한 가지세포는 보조 T세포에 항원을 제시한다. 보조 T세포는 사이토카인을 분비, 세포 독성 T세포를 활성화하여 암세포를 공격시킨다.

이제 이식 장기는 3D 프린터로!

장기 이식은 자기 표식인 HLA가 완전히 일치하지 않더라도 면역 억제제를 통해 거부 반응을 억제하여 이식 건수를 늘려왔다. 그런데 가장 큰 문제는 무엇보다 제공받을 장기가 부족하다는 것이다. 예컨대 콩팥의 경우 일본 장기 이식 네트워크에 등록되어 있는 이식 희망자는 총 1만 2,000명 이상(2015년)인데 이식을 받을 수 있는 환자는 2% 미만이다.

이 문제를 해결하기 위해 3D 프린터를 사용해 환자에게 맞는 이식 장기를 만드는 방법에 대한 연구가 이루어지고 있다. 합성수지를 이용한 장기 모델이라면 이미 만들어져 있지만, 분말 수지 대신 살아 있는 세포를 이용해 그것을 층상으로 쌓아올려 장기를 만드는 시도를 하고 있다. 세포는 환자의 줄기세포를 배양하여 사용하므로 거부 반응을 일으킬 염려는 없다. 환자의 iPS 세포를 사용하는 것도 가능하다. iPS 세포에서 심근세포를 만들어 혈관의 세포와 조합하고 이를 층상으로 쌓아올려 혈관을 가진 입체적인 심근 조직을 만드는 연구도 시작되었다. 살아 있는 장기를 만들기 위해서는 내부에 복잡하게 분포되어 있는 혈관을 집어넣어야 해서 아직 넘어야 할 산이 많지만 가능성이 제로는 아니다. 이미 이식 가능한 뼈와 연골, 피부와 혈관 등의 제작에 성공했기에 머지않아 콩팥이나 심장, 간 등 복잡한 장기를 만들어 이식에 사용할 수 있지 않을까 기대해본다.

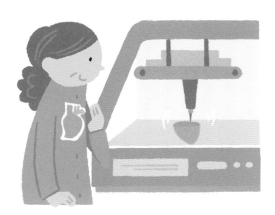

부록

용어 정리

찾아보기

참고 문헌

면역의 기본 용어

도움체 자연 면역으로서 생체가 가지는 방어 기구 중 하나. 체내에 침입한 병원체를 파괴하도록 작용하는 혈액 속에 존재하는 일련의 단백질의 총칭. 시스템으로서 도움체 계통이라고 불린다. 도움체 단백질은 주로 간장에서 합성된다. 도움체는 항체와 손잡고 병원체에 결합하여 옵소닌 작용을 일으킨다.

또 도움체 계통이 활성화되어 만들어지는 막 공격 복합체(MAC)는 병원체에 구멍을 내어 용해시킨다.(살균 작용)

면역 글로불린 B세포가 생산하여 분비하는 항체를 말한다. 혈액 속의 혈장 단백질 중 하나인 글로불린으로 분류되기도 한다. 이때는 γ글로불린이라는 그룹에 해당한다.

세포성 면역 보조 T세포, 세포 독성 T세포(킬러 T세포)가 담당한다. 보조 T세포에서 항원을 제시받은 세포 독성 T세포가 병원체에 감염된 세포나 종양세포를 파괴한다. 항원에 특이적인 반응을 한다. 조절 T세포는 보조 T세포 작용의 억제를 통해 면역 반응을 억제한다.

옵소닌 작용 세균과 바이러스 등의 병원체의 항원에 항체와 도움체가 결합하여 식작용을 하는 면역세포(호중구, 큰 포식세포 등)에 유입되기 쉬운 상태로 만드는 작용. 이 작용을 일으키는 항체와 도움체를 옵소닌이라고도 부른다. 호중구와 큰 포식세포에는 항체인 Fc 부분에 결합할 수 있는 Fc 수용체와 도움체 수용체가 있어서 이를 이용해 병원체를 내부로 끌어들인다.

자연 면역 세균이나 바이러스 등 병원체가 체내로 침입했을 때 가장 먼저 대응하는 방어 기구를 자연 면역이라고 한다. 자연 면역의 담당자는 식작용을 통해 병원체를 파괴하는 호중구, 큰 포식세포, 가지세포, 그리고 병원체에 감염된 세포나 종양세포 등을 공격하여 파괴하는 NK세포와 NKT세포다. 대부분이 비특이적 공격을 수행한다.

자연 면역에는 도움체라는 혈액 속 단백질 성분도 공격에 참가한다. 도움체는 항체를 도와 병원체에 결합하고, 옵소닌 작용을 통해 면역세포가 포식하기 쉬운 상태로 만든다. 도움체 계통이 활성화하면 도움체 자체도 살균 작용을 한다.

적응 면역 획득 면역이라고도 한다. 자연 면역에 뒤이어 작동하는 특이적인 방어 기구. 특이적이란 '항원'에 특이적이라는 뜻으로, 세균이나 바이러스 등 항원체의 특징을 항원으로서 인식하고, 이 항원을 표적으로 하여 공격·파괴한다. 적응 면역에는 T세포에 의한 세포성 면역과 B세포 및 항체에 의한 체액성 면역이 있다.

체액성 면역 B세포가 담당한다. B세포가 생산하는 항체가 병원체나 외래 이물 단백질과 결합하여 그것을 무력화(중화)한다. 항체가 결합한 세균과 바이러스 등의 병원체는 식작용이 있는 면역세포에 쉽게 포식된다. 이를 옵소닌 작용이라고 한다.

항원 영어로는 antigen. 항원과 항체는 반대말이다. B세포가 생산하는 항체나 T세포 등의 항원 수용체가 결합할 수 있는 분자를 통틀어서 항원이라고 한다. 외래 세균이나 바이러스 등 미생물이 가지고 있는 분자나 종양세포의 표면에 있는 분자, 꽃가루 등의 외래 이종 단백질도 항원이 된다. 항원의 대부분은 단백질이나 당단백질인데 다당류도 일부 포함하고 있다.

항원 항체 반응 병원체나 이물 단백질 등 특유의 항원에 B세포를 생산하는 항체가 결합하는 반응. 열쇠와 열쇠구멍으로 비유되는 특이적인 결합이다. 항원과 항체는 대부분 단백질로 이루어져 있어서(항원의 일부는 다당류), 그 입체 구조의 돌출 부위에 이가 서로 맞는다.

항체 영어로 antibody. B세포가 생산한다. 항원에 결합할 수 있는 당단백질 분자. 면역 글로불린(Ig)이라고도 한다. 항체에는 다섯 종류의 아이소타입이 있는데, 생산량이 많은 순서대로 IgG, IgA, IgM, IgD, IgE가 된다.

IgE 항체는 양은 아주 적으나 알레르기 반응의 원인이 되기에 알레르기 항체라고도 불린다. 아이소타입은 모두 동일 항원으로 결합하는데, 차이는 Y자형의 받침에 해당하는 Fc(불변부) 부분에 있다. 이 Fc 부분에 결합할 수 있는 Fc 수용체를 가진 면역세포가 각각 다르기 때문에 다섯 종류의 항체는 생리 활성에 각기 차이가 있다.

항체는 B세포 표면에 존재하는 동안은 B세포 항원 수용체라고도 하며, B세포가 형질세포로 분화하여 분비되면 항체라 불린다.

면역세포의 종류

B세포 항체를 생산하는 체액성 면역의 담당자. 골수의 림프계 줄기세포에서 분화하는 과정에서 B세포 항원 수용체를 발현하는데, 이 수용체가 항체(면역 글로불린)가 된다. B세포는 B세포 항원 수용체에서 항원을 인식하면 활성화되어 분화, 증식한다. 활성화에는 보조 T세포가 분비하는 사이토카인이 필요하다. 그 자극을 받아 최종적으로 항체를 생산·분비하는 형질세포(플라스마 세포)로 분화한다. 골수(bone marrow)에서 생겨나 B세포라는 이름이 붙었다.

NKT세포 NK세포 수용체와 T세포 수용체를 가지고 있어 양쪽 성격이 모두 들어 있다고 알려져 있다. NK세포와 마찬가지로 종양세포와 감염세포를 비특이적으로 공격하는(자연 면역) 한편, 가지세포에서 항원을 제시받아 활성화하여 적극적으로 종양세포를 공격한다. 보조 T세포를 활성화하는 사이토카인도 분비하기에 적응 면역에도 관여한다.

NK세포 내추럴 킬러 세포. 바이러스, 세균에 감염된 세포나 종양세포를 비특이적으로 공격하여 파괴한다. 자연 면역의 담당자. NK세포는 항체에 결합할 수 있는 수용체를 가지고 있어서 항체가 결합한 감염세포도 효율적으로 파괴할 수 있다.

가지세포 항원 제시 세포 중 하나. 가지라는 이름처럼 특유의 세포 돌기를 가지고 있어 병원체를 끌어들여 분해하고 그 항원을 보조 T세포 등에 제시한다. 가지세포에는 세균 등 세균벽을 인식하는 수용체가 있어서 이를 사용해 세균을 잡아들인다.

과립구 세포 내에 세균 등을 소화·분해하는 과립을 가지고 있는 백혈구. 과립은 단백질 분해 효소 등 여러 효소로 이루어져 있다. 호중구, 호산구, 호염기구 등 세 종류 세포가 있으며 자연 면역을 담당한다.

호중구는 과립구의 90% 이상을 차지하며 식작용을 하고 침입한 세균 등을 빨아들여 분해, 살균한다.

호산구는 내부에 호산성 과립을 보유하고 있으며 병원체를 빨아들여 처리한다. 알레르기 반응에도 관여한다.

호염기구는 그 수가 백혈구 가운데 1% 이하에 불과하다. 히스타민 등의 과립을 가지고 있으며 항원에 의해 활성화되면 과립을 방출하여 민무늬근 수축 등 알레르기 증상을 일으킨다.

단핵구 골수 계통 줄기세포에서 분화된 대형

세포로, 백혈구 중 하나. 단핵구가 조직 내로 이동하면 큰 포식세포로 변화한다.

보조 Th17세포 최근 발견된 보조 T세포의 아군(서브셋). 생리 활성 물질 인터류킨17(IL-17)을 생산하는 것이 특징으로 호중구나 상피세포를 활성화하여 염증 반응을 일으킨다. 그래서 관절염이나 심근염 등의 자가 면역 질환의 원인 세포라 여겨지고 있다. 그 밖에 세균이나 진균을 파괴하는 작용도 있다.

보조 T세포 면역 반응의 중심이며 종종 사령관에 비유된다. 가지세포나 큰 포식세포 등의 항원 제시 세포로부터 항원 제시를 받으면 활성화하여 세포 독성 T세포로 항원 정보를 전달하고, 항원에 감염된 세포를 공격하게 한다.

한편 B세포를 활성화하여 항체 생산 세포(형질세포)로 분화시켜, 항체를 생산하게 한다. T세포라는 명칭은 가슴샘(thymus)에서 성숙·분화했다 하여 지어졌다.

같은 보조 T세포라도 기능의 차이에 따라 Th1과 Th2 세포로 나눈다. Th1세포는 세포 독성 T세포에 의한 세포성 면역을, Th2세포는 B세포에 의한 체액성 면역 반응을 활성화시킨다.

비만세포 마스트 세포라고도 부른다. 내부에 생리 활성 작용을 하는 과립을 가지고 있으며 부풀어 보여서 '비만'이라는 이름이 붙었다. 염증 반응이나 알레르기 반응을 할 때는 내장되어 있는 과립을 방출시켜서 염증이나 알레르기 반응을 일으키는 중요한 역할을 한다. 내장 과립은 히스타민과 류코트리엔으로, 민무늬근 수축 작용(기관지 수축), 혈관 확장 작용(혈압 저하), 혈관 투과성 항진, 샘 분비의 촉진 등의 작용을 한다.

세포 독성 T세포 킬러 T세포라고도 한다. 바이러스 감염세포나 종양세포 등 정상적이지 않은 자가세포를 파괴한다. 보조 T세포에서 항원 제시를 받아 같은 항원에 감염되어 있는 세포의 MHC 분자와 항원을 함께 인식한 뒤에 파괴한다.

억제 T세포 이전부터 면역 반응을 억제하는 T세포로서 알려져 왔다. 보조 수용체 CD8을 가진 T세포라고 알려져 있는데 아직 실체가 해명되지 않았다.

조절 T세포(Treg세포) 면역 반응을 억제하도록 기능하는 T세포. 면역 반응을 억제하는 사이토카인 TGF-β나 인터류킨10(IL-10)을 분비하여 보조 T세포의 작용을 억제한다. 과잉 면역 반응을 막기 위해 알레르기 반응을 억제하는 기능이 있다고 알려져 있다.

큰 포식세포 자연 면역의 담당자. 세균과 바이러스 등 병원체가 침입했을 때 제일 처음 대응하는 세포 중 하나. 강력한 탐식작용을 가지고 있으며 병원체를 끌고 들어와 분해한다. 분해한 세균 등의 항원 펩타이드를 보조 T세포에 제시하여 세포성 면역을 활성화한다. 한편 그 식작용을 통해 체내에 불필요해진 물질이나 노화되어 기능을 잃은 세포를 빨아들여 분해하기에 스캐빈저(환경 미화원)라고도 불린다.

면역 반응의 보조 인자

사이토카인(cytokine) 세포가 분비하는 생리 활성 물질을 말한다. 단백질 또는 당단백질로 이루어져 있다. 면역세포는 인터류킨이나 종양 괴사 인자(TNF) 등 실제로 수많은 종류의 사이토카인을 분비하여 면역세포 간의 활성을 조절하는 복잡한 네트워크를 형성하고 있다. 면역세포에서는 하나의 세포가 사이토카인을 여러 종류 분비하고, 사이토카인을 받은 여러 종류의 수용체가 세포막 표면에 분포해 있다.

사이토카인 수용체 사이토카인이 결합하는 수용체. 면역세포의 세포막 표면에 발현되어 있다. 수용체는 막 관통형 단백질로 구조상 복수의 종류가 있다. 사이토카인이 수용체에 결합하면 세포 내로 신호가 전달되어 최종적으로 작용을 일으키는 단백질이 만들어진다.

세포 접착 분자 세포와 세포를 접착시키기 위해 세포막 표면에 발현하는 분자(당단백질)를 말한다. 세포막에는 많은 접착 분자가 존재한다. 접착 분자는 세포와 세포 외 기질(세포와 세포 사이를 메우는 구조체)도 접착시킨다. 접착 분자는 세포끼리 연결해서 고정해줄 뿐 아니라 세포에 신호를 전달하는 중요한 역할을 한다.

세포 접착 분자는 구조 및 기능상의 차이에 따라 카드헤린, 면역 글로불린(타입), 인테그린,

셀렉틴 등 네 종류로 분류한다.

셀렉틴(selectin) 세포막 표면의 당 사슬에 특이적으로 결합하는 접착 분자. 셀렉틴은 당 사슬에 결합할 수 있는 단백질의 총칭으로 특정 당 사슬을 골라(셀렉트하여) 결합한다고 해서 지어진 이름. 면역에서는 백혈구를 특정 조직이 있는 곳으로 이동시키는 데 중요한 역할을 한다. 혈관 내피세포에 발현하는 P-셀렉틴, 백혈구나 림프구에 발현하는 L-셀렉틴이 있다.

인테그린 적혈구 이외의 대부분의 세포에 발현되는 접착 분자. 세포 외 기질 또는 상대 세포의 접착 분자에 결합하여 세포 내 신호를 전달, 그 세포의 활성화 등에 관여한다.

주화성 인자(케모카인) 주화성 인자라고도 한다. 생리 활성 물질인 사이토카인 중 케모카인이라고 불리는 물질이며, 호중구 등의 면역세포를 세균 등이 침입한 특정 장소(염증 부위)로 불러 모으는 역할을 한다. 케모카인은 큰 포식세포 등의 면역세포에서 분비되며 그 밖에 암 등 종양세포에서도 분비한다.

카드헤린(cadherin) 세포끼리 접착시키는 분자로 면역세포 이외에도 많은 세포에 발현된다. 카드헤린은 세포 내부의 액틴 섬유(세포의 골격이 되는 단백질)에 결합하여 세포와 세포의 접착을 강고하게 만든다.

거부 반응 장기 이식을 할 때 이식을 받는 환자의 면역 시스템이 이식해주는 기증자의 장기를 비자기로 간주하여 공격하는 현상. 거부 반응의 주역은 T세포인데, 보조 T세포가 이식 장기의 MHC 분자를 자신의 MAC 분자와 다르다는 이유로 비자기로 인식하고, 세포 독성 T세포에 공격 지시를 내려 발생한다. 세포 독성 T세포는 이식 장기의 세포를 파괴한다.

경구 면역 관용 창자의 림프 조직에서 일어나는 면역 관용. 입을 통해 소화관으로 들어간 음식물 단백질은 인체에 유익하다고 판단하여 이 음식물 단백질의 항원에 대해서는 면역세포가 반응하지 않는 것. 소화관에서 단백질이 분해되어 아미노산이 되면 아미노산은 항원이 되지 않아 문제가 없는데, 일부 단백질은 펩타이드(단백질 조각)로 분해되어 혈액 속으로 흡수된다. 면역세포가 이 펩타이드에 반응을 하면 음식물 알레르기가 나타나고, 반응하지 않으면 면역 관용이 성립한다고 볼 수 있다.

면역 관용 면역세포가 특정 항원에 대해 면역 반응을 일으키지 않는 것. 면역에서는 면역세포가 자가세포를 공격하지 않는 자가 면역 관용이 중요하다. 자가 면역 관용 체계가 없으면 면역세포가 체내에서 자신의 조직을 파괴하여 면역 체계 자체가 성립하지 않는다. T세포는 가슴샘에서, B세포는 골수에서 자가세포에 반응하는 경향이 보이는 세포는 걸러져 사멸 처리된다. 이러한 자가 면역 관용은 말초 림프샘에서도 일어난다.

면역 기억 한 번 침입한 병원체의 항원을 기억했다가 재차 침입했을 때 신속하게 격퇴하여 발병을 억제하는 면역 시스템의 기본 기능. 적응 면역에 의한 기능으로 항원을 기억하는 기억 세포는 T세포와 B세포에 모두 존재한다. 병원체가 두 번째 침입하면 항원에 반응하는 T세포와 B세포가 생산하는 항체의 클론이 급속하게 증가하여 증상이 나타나기 전에 병원체를 파괴한다.

면역 살균 항체와 도움체가 주도하는 면역 반응 중 하나. 세균의 세포벽에 존재하는 항원(지방다당체(lipopolysaccharide) 등)에 반응하여 항체가 결합하고, 여기에 도움체가 결합하면 도움체가 활성화되어 세포막을 파괴, 세균을 죽이는 작용을 한다.

면역 식균 항체가 관계된 면역 반응 중 하나. 체내로 들어온 세균 등의 병원체에 항체가 결합하여(옵소닌화) 호중구나 큰 포식세포가 탐식·분해시키는 작용.

면역 용균 도움체와 항체가 이끄는 면역 반응 중 하나. 세균 등의 병원체가 침입하면 도움체 계통이 활성화하여 도움체의 연쇄 반응이 일어난다. 그 결과 세균에 붙어 있던 도움체가 막 공격 복합체(MAC)를 형성한다. 이 막 공격 복합체가 세균의 세포막에 구멍을 내어 삼투압의 차를 이용해 세균을 용해시킨다. 이 작용을 면역 용균이라고 한다.

무반응(anergy) 어느 특정한 항원에 대해 면역 세포가 반응하지 않게 되거나, 또는 반응이 저하된 상태를 말한다. 면역의 자가 관용에서 T세포가 자가 항원에 반응하지 않는 경우도 일종의 무반응 상태다. 에너지(energy)와 상대되는 반대말이다.

사람 주조직 적합 항원(HLA) 사람의 경우 MHC 분자를 특히 이렇게 부른다. 사람의 HLA형은 그 유전자의 조합에 따라 그 종류가 방대하다. MHC 클래스I 분자에 3개의 유전자, MHC 클래스II 분자에 3개의 유전자가 있으며 각각 유전자에 여섯 종류~수십 종류의 형이 있다. 따라서 6개의 유전자를 조합하면 경우의 수가 이론상 1천만 개 이상이 나온다.

유전자는 한 쌍을 이루고 있어 부모로부터 한쪽씩 물려받기에 한 쌍의 HLA형은 그 종류가 더 늘어난다. HLA형은 부모와 자녀 간에는 일치하지 않으나, 유전 법칙상 형제자매 사이에서는 4명 중 1명의 확률로 일치할 가능성이 있다. 타인끼리 HLA형이 완전히 일치할 확률은 수천에서 수만 분의 1이다.

HLA형은 장기 이식을 할 때 중요하다. 장기 기증자와 이식을 받을 환자 사이에 HLA형이 어느 정도 일치해야 거부 반응을 조절하며 장기 이식에 성공할 수 있다.

식세포 작용(phagocytosis) 탐식 작용. 큰 포식세포나 호중구가 세균이나 이물 단백질 등을 빨아들여 세포 안에서 분해하는 작용이다. 세균 등을 감싸 넣을 수 있는 세포 내의 소포를 파고솜(식포)이라고 한다.

아나필라톡신 도움체 계통이 활성화하면 연쇄 반응을 통해 다양한 도움체 단백질이 만들어진다. 이때 생기는 도움체 단백질 조각(C3a, C4a)을 그 작용에서 아나필라톡신이라고 부른다. C3a와 C4a는 혈관 투과성을 항진시키고, 민무늬근을 수축하는 작용을 하며 비만세포에서 히스타민을 방출시킨다.

아나필락시스(anaphylaxis) 알레르기 반응 중 하나. IgE 항체에 의한 I형 알레르기(즉시형 알레르기) 반응으로, 전신에 퍼지는 두드러기나 혈압 저하, 호흡 곤란 등 위중한 증상을 일으킨다. 급격한 혈압 저하 등 급성 중증인 경우 아나필락시스 쇼크라고 한다.

　벌독 등 외래 항원이 한 번 침입하여 IgE 항체가 만들어진 상태에서 같은 항원이 재차 몸에 침입하면 급격한 알레르기 반응인 아나필락시스를 일으킨다. 메밀이나 달걀 등의 음식물 알레르기에서도 나타난다.

아폽토시스(apoptosis) 세포의 자멸. 세포가 죽음에 이르도록 그 단계가 프로그램화되어 있다. 생체를 최적의 상태로 유지·관리하기 위해 이루어지는 세포사도 아폽토시스에 해당한다. 면역세포가 표적세포를 파괴할 때도 일어나는 현상이다.

염증 반응 염증 반응은 세균이나 바이러스 등의 감염을 통해 일어나며 발적, 부기, 발열, 동통 등의 증상을 초래하는데, 이는 생체 방어 반응의 일종이다. 염증 반응은 세균 등을 탐식하여 활성화한 큰 포식세포가 야기한다. 활성화된 큰 포식세포는 혈관 투과성을 높이거나 혈관을 확장시키는 사이토카인, 호중구 등을 불러 모으는 케모카인을 분비하여 염증 반응을 강화시킨다. 혈관 투과성이 높으면 수분이 이동하여 부기가 발생한다. 혈관이 확장되면 그 부분의 혈류가 늘어 발적이 생긴다.

자가 면역 질환 면역 시스템에 이상을 초래하여 자가세포에 대한 면역 관용이 기능을 상실하고 면역세포가 자기 조직을 공격하여 일어나는 질환. 전신성 자가 면역 질환과 장기 특이적 자가 면역 질환으로 구분한다.

　전신성 자가 면역 질환에는 류머티즘성 관절염, 전신 홍반 루푸스, 다발성 근염, 강피증 등이 있다.

　장기 특이성 자가 면역 질환에는 중증 근무력증, 하시모토병, 급속 진행 토리콩팥염, 굿파스처 증후군, 궤양성 대장염, 자가 면역성 용혈성 빈혈 등이 있다.

자가 항체 자가세포에 결합하여 세포를 공격하는 항체를 말한다. 자가 면역 질환의 원인이 되는 항체로, 어떠한 요인에 의해 B세포가 자가세포에 있는 표면 항원을 비자기 항원으로 인식하여 잘못 생산한 것이다. 자가 반응성 B세포는 면역 관용에 의해 파괴되어야 하는데 면역 관용이 정상적으로 기능하지 못했을 가능성도 있다.

주조직 적합 항원(MHC) 면역 반응에서 자신(자기)과 타인(비자기)을 식별하는 표지가 바로 MHC 분자인데, 정확히 말하면 주조직 적합 항원 유전자 복합체다. 사람은 특히 이 MHC를 사람 주조직 적합 항원(HLA)이라 부른다.

MHC 분자는 세포막상에 발현하는 막 단백질이다. 사람은 MHC 클래스Ⅰ 분자와 MHC 클래스Ⅱ 분자의 두 종류가 있다.

MHC 클래스Ⅰ 분자는 모든 세포 표면에 발현되며 세포 독성 T세포의 표적세포(감염세포)를 인식하는 데 이용된다.

MHC 클래스Ⅱ 분자는 주로 면역세포에 발현되며 항원을 제시할 때 면역세포 간의 자기 확인에 이용된다.

친화성과 저친화성 항원 수용체와 항원 등 수용체가 되는 분자와 리간드(수용체에 결합하는 분자)와 결합의 강도를 나타내는 말. 친화성이 강하면 결합이 강하다는 뜻이고, 결합이 약한 것은 '저친화성'이라고 표현한다. 이 친화성은 면역 반응에서 매우 중요하다. 예컨대 면역 관용에서 B세포의 항원 수용체가 자가세포에 대해 저친화성이라면 말초 조직에서도 자가세포에 반응하지 않는다. 또 가슴샘에서 T세포를 선별할 때 자가세포에 친화성이 높은 세포는 사멸되지만 자가세포와의 결합이 약한 저친화성 T세포는 살아남아 말초 조직으로 나간다.

케스케이드(cascade) 반응 다양한 효소에 의한 연쇄적인 반응을 말한다. 효소 케스케이드라고도 한다. 세포 내 신호 전달의 경우 제일 먼저 단백질 복합체가 활성화되고, 그것이 지닌 효소(대부분은 단백질 분해효소)가 다음 단백질 복합체를 활성화하고 그 활성화된 복합체가 지닌 효소가 또 다음 단백질 복합체를 활성화하는 방식으로 연쇄 반응이 일어나는 것을 말한다. 도움체의 활성화도 효소 케스케이드이며, 세포에 아폽토시스를 일으키는 것도 케스케이드 반응의 일종이다.

- 《최신 면역학 도설》, 기구치 고키치·기구치 유리 저, 메디컬처
- 《면역생물학 원서 제5판》, 케니스 머피·마크 월포트·폴 트래버스 저, 사사즈키 다케히코 감역, 난코도출판사
- 《의과면역학 제5판》, 기구치 고키치 지음, 난코도출판사
- 《일러스트 면역학 원서 제7판》, 데이비드 메일·조나단 브로스토프 저, 타카츠 세이지·키요노히로시·미야케 켄스케 감역, 난코도출판사
- 《리핀코트 시리즈 일러스트 면역학》, 타오 던·로저 멜볼드·수잔 비셀리·칼 볼턴버그 지음, 야다 준이치·다카하시 히데미 감역, 마루젠출판
- 《의계면역학》, 야다 준이치 지음, 주카이이가쿠사
- 《Janeway's Immunobiology Eighth Edition : Kenneth Murrphy》, Garland Science

옮긴이 장은정

한국방송통신대학교 일본학과를 졸업하고 한국외국어대학교 국제지역대학원에서 국제지역학석사를 취득했다.(일본 사회·문화 전공) 현재 번역 에이전시 엔터스코리아 출판기획 및 일본어 전문 번역가로 활동하고 있다.
주요 역서로는《뇌·신경 구조 교과서》《뼈·관절 구조 교과서》《혈관·내장 구조 교과서》《한의학 교실》《재밌어서 밤새읽는 수학이야기》등 다수 있다.

인체 면역학 교과서
내 몸의 면역력을 높이고 싶을 때 찾아보는 인체 면역 의학 도감

1판 1쇄 펴낸 날 2021년 4월 5일
1판 3쇄 펴낸 날 2024년 6월 10일

지은이 스즈키 류지
옮긴이 장은정
한국어판 감수 김홍배

펴낸이 박윤태
펴낸곳 보누스
등   록 2001년 8월 17일 제313-2002-179호
주   소 서울시 마포구 동교로12안길 31 보누스 4층
전   화 02-333-3114
팩   스 02-3143-3254
이메일 bonus@bonusbook.co.kr

ISBN   978-89-6494-476-9 03510

• 책값은 뒤표지에 있습니다.

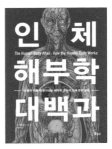

인체 의학 도감 시리즈
MENS SANA IN CORPORE SANO

아픈 부위를 해부학적으로
알고 싶을 때 찾아보는
인체 의학 도감 시리즈

인체 해부학 대백과
켄 에슈웰 지음 | 232면

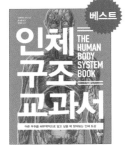

베스트

인체 구조 교과서
다케우치 슈지 지음 | 208면

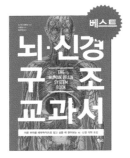

베스트

뇌·신경 구조 교과서
노가미 하루오 지음 | 200면

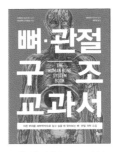

뼈·관절 구조 교과서
마쓰무라 다카히로 지음 | 204면

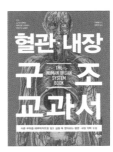

혈관·내장 구조 교과서
노가미 하루오 외 지음 | 220면

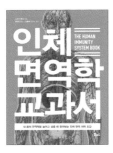

인체 면역학 교과서
스즈키 류지 지음 | 240면

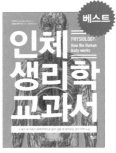

베스트

인체 생리학 교과서
이시카와 다카시 감수 | 244면

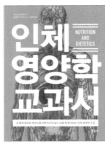

인체 영양학 교과서
가와시마 유키코 감수 | 256면

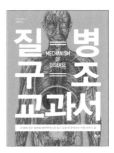

질병 구조 교과서
나라 노부오 감수 | 208면

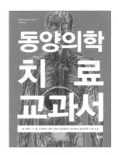

동양의학 치료 교과서
센토 세이시로 감수 | 264면

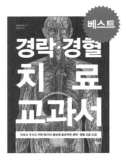

베스트

경락·경혈 치료 교과서
후세 마사오 감수 | 224면